RECHERCHES

SUR LA DISPOSITION

DES FIBRES MUSCULAIRES

DE L'UTÉRUS DÉVELOPPÉ PAR LA GROSSESSE

PAR TH. HÉLIE

Professeur d'Anatomie à l'École préparatoire de Médecine de Nantes

Avec un Atlas de dix planches

dessinées d'après nature

PAR M. CHENANTAIS

Professeur de Pathologie externe à la même École.

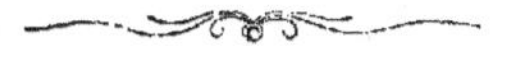

PARIS,

P. Asselin, successeur de Labé,

Libraire de la Faculté de Médecine.

1864

NANTES, Vᵉ MELLINET, IMPRIMEUR.

RECHERCHES

SUR LA DISPOSITION

DES FIBRES MUSCULAIRES

DE L'UTÉRUS DÉVELOPPÉ PAR LA GROSSESSE

Considérations préliminaires.

Lorsqu'on a lu avec attention tout ce qui a été publié par les anatomistes, tant anciens que récents, sur le tissu musculaire de l'utérus, on voit que la disposition des fibres qui composent ce tissu est encore bien peu connue.

Un habile anatomiste, M. Deville, a exposé, il y a vingt ans, des vues fort ingénieuses sur l'agencement de ces fibres. Ce travail inachevé, n'a été depuis ni complété par l'auteur, ni contrôlé ou poursuivi par d'autres anatomistes. La science est demeurée au point où l'a laissée le Mémoire de M. Deville.

M. Sappey, dans le fascicule qui termine son *Traité d'Anatomie,* dit encore cette année (t. III, p. 667) : « La tunique musculaire de l'utérus a été l'objet de recherches extrêmement nombreuses, et de tant d'efforts réunis la science n'a pu recueillir qu'un bien petit nombre de notions positives. Nous avons une formule de la texture musculaire du cœur ; mais cette formule nous fait défaut pour la texture musculaire de l'utérus. En voyant échouer ainsi l'une après l'autre les générations d'observateurs qui ont tenté de la découvrir, il y a lieu de se demander si la tunique contractile de l'organe gestateur présente dans le mode d'agencement de ses principaux faisceaux une disposition régulière et constante, ou bien si la plupart de ceux-ci, par leur extrême divisibilité et leurs incessantes communications, ne forment pas une sorte de plexus qui échappe à toute description. »

Je crois, au contraire, pouvoir établir que la texture musculaire de l'utérus, quoique bien plus compliquée que celle du cœur, peut-être aussi rattachée à un type général, que l'on retrouve toujours, au milieu de variétés assez nombreuses, mais partielles et secondaires.

Il y a douze ans que j'ai commencé ces études anatomiques ; chaque année, j'en ai présenté un résumé dans mon cours. Je ne les ai terminées que récemment.

En publiant le résultat de mes recherches, j'espère contribuer à combler la lacune que M. Sappey reconnaît exister encore aujourd'hui.

Il m'eût été impossible de décrire et de faire comprendre la disposition très compliquée des fibres musculaires de l'utérus sans le secours de dessins qui représentent les diffrents plans qu'elles forment. M. le docteur Chenantais, alors chef des travaux anatomiques à l'Ecole de Médecine de Nantes, maintenant professeur de pathologie externe, a bien voulu dessiner quelques-unes des préparations sur lesquelles j'ai rédigé ce Mémoire. Ces dessins sont remarquables par leur exactitude et leur élégance, les pièces anatomiques y sont représentées de grandeur naturelle.

L'étude de la disposition des fibres musculaires de l'utérus n'appartient pas à l'anatomie que l'on appelle spécialement descriptive. Vainement essaierait-on de les disséquer dans son état de vacuité. L'utérus, hors de l'état de grossesse, ne cesse pas d'être musculeux; mais il n'a pas les caractères apparents du tissu musculeux. Ses fibres sont dans un tel état de condensation, qu'elles constituent en quelque sorte du tissu musculaire à l'état rudimentaire. Entreprendre de les disséquer dans cet état, ce serait se créer, sans utilité, des difficultés insurmontables.

C'est l'utérus développé par la grossesse qui seul peut être le sujet des dissections. Au terme de la grossesse, les fibres musculaires utérines, hypertrophiées par un travail normal, se présentent avec les caractères les plus manifestes du tissu musculaire. C'est aussi en cet état que la disposition de ces fibres est importante à connaître, et pour l'explication du mécanisme de l'accouchement, et pour l'intelligence de certains phénomènes qui s'y rattachent.

C'est un fait bien remarquable que, pendant la grossesse, toutes les parties de l'appareil génital, développées par une véritable hypertrophie, présentent dans leur organisation du tissu musculaire qui n'y était pas apparent, à la vue simple, hors de l'état de gestation. En même temps que s'opère cette transformation dans l'utérus, le ligament rond, celui de l'ovaire, les ligaments larges, les replis qui se portent de l'utérus au rectum se montrent constitués par du tissu musculaire ; la trompe est revêtue d'une gaîne musculaire très évidente. Le vagin lui-même présente à sa partie supérieure des fibres musculaires qui succèdent à celles du col utérin.

Les micrographes ont fourni quelques lumières sur les modifications intimes du tissu musculaire utérin dans le développement qu'il subit pendant la grossesse.

Les fibres musculaires utérines appartiennent à l'ordre des fibres lisses. Excessivement déliées dans l'état de vacuité de l'utérus, elles augmentent dans toutes leurs dimensions, mais surtout en longueur, à mesure que l'organe se développe. Dans l'état de vacuité, leur longueur est de $0^{mm},05$ à $0^{mm},07$, leur largeur est de $0^{mm},005$. A la fin du sixième mois de grossesse, elles sont de 7 à 11 fois plus longues, et de 2 à 7 fois plus larges. (Kölliker.) En même temps de nouvelles fibres se forment. Ces fibres de nouvelle formation ont été observées surtout dans les couches internes du tissu musculaire. Il est probable que cette formation nouvelle s'opère dans toute l'étendue, dans toute l'épaisseur de ce tissu.

Accroissement de volume des éléments musculeux déjà existants, formation d'éléments musculeux nouveaux, tel est, suivant Kölliker, le mécanisme du développement du tissu musculaire de l'utérus dans la gestation. (Kölliker, *Histologie humaine*, p. 583.)

Kölliker a signalé aussi, dans l'état de vacuité de l'utérus, la présence de fibres musculaires lisses dans les ligaments larges, les ligaments antérieurs et postérieurs de l'utérus, dans les ligaments ronds et les ligaments ovariques, dans la tunique moyenne du vagin, dans les trompes. Ce sont ces fibres, rudimentaires dans l'état de vacuité de l'utérus, qui deviennent manifestes et prennent même, dans plusieurs de ces parties, un développement considérable pendant la grossesse.

Le microscope a démontré ce que la plus simple observation indiquait déjà, ce que la physiologie enseignait devoir être, que pendant la vacuité de l'utérus, sa tunique moyenne, réduite à un état de condensation extrême, n'en est pas moins musculaire, et qu'en acquérant, dans la grossesse, la forme, les caractères, les propriétés du tissu musculaire, elle ne change pas de nature, mais qu'il s'opère en elle une évolution d'un tissu qui préexistait dans un état en quelque sorte rudimentaire.

Ce tissu, pendant la vacuité de l'utérus, est tellement condensé que la dissection de ses fibres est impossible. Les auteurs qui ont prétendu décrire leur disposition, ou du moins l'indiquer sommairement, ont évidemment déduit leur description de quelques notions incomplètes sur la disposition de ces fibres dans l'utérus développé par la grossesse.

Les anatomistes anciens n'ont laissé que des travaux de peu de valeur sur le tissu musculaire de l'utérus. Ils semblent s'être proposé presque uniquement de prouver que cet organe est devenu musculaire pendant la grossesse. Ils indiquent à peine, et souvent ils indiquent d'une manière fort inexacte la disposition de quelques-uns de ses faisceaux superficiels ; aucun d'eux ne paraît avoir abordé la dissection des différentes couches superposées qui constituent ce tissu musculaire.

Ces travaux des anatomistes des derniers siècles offraient toutefois des aperçus ingénieux qui auraient dû conduire leurs successeurs à des investigations plus étendues. Ils furent entièrement négligés par les anatomistes du commencement de ce siècle, qui se bornaient à dire que le tissu de l'utérus était inextricable. C'est peut-être encore l'opinion la plus répandue ; elle a cela de commode, qu'elle dispense de toute étude.

Cependant deux essais d'analyse de la texture des fibres musculaires utérines ont de l'importance. L'un est dû à Mme Boivin, l'autre à M. Deville.

Le travail de Mme Boivin, présenté à l'Académie de Médecine en 1821, a été reproduit dans son *Mémorial de l'art des accouchements* (1824), puis dans le *Traité des maladies de l'utérus*, de Mme Boivin et de Dugès, publié en 1833. Des gravures accompagnent la description.

Mme Boivin s'est bornée presque uniquement à l'indication des faisceaux que l'on découvre à la seule inspection des surfaces externe et interne de l'utérus; la dissection est à peine ébauchée. Il faut reconnaître cependant que Dugès a ajouté quelque chose aux premiers travaux de Mme Boivin. Les dessins sont la plupart fort inexacts. Le plus grand mérite de ce travail est d'avoir donné l'exemple.

Le travail de M. Deville est bien plus important. Il a été publié dans le *Bulletin de la Société anatomique*, en 1844, et reproduit par une note de l'auteur dans le *Traité d'accouchement* de M. Cazeaux.

Ce mémoire est le résumé de dissections habiles. Une idée fort ingénieuse y domine, c'est que les fibres de l'utérus s'entrecroisent d'un côté à l'autre sur la ligne médiane. Cette découverte, que la dissection vient en partie justifier, a été exagérée par M. Deville; cette exagération nuit à l'exactitude de sa description. M. Deville n'a d'ailleurs décrit que les faisceaux superficiels des deux surfaces de l'utérus. Il annonce, à la fin de son mémoire, l'intention de poursuivre ses premiers travaux, et signale ce qui lui reste à découvrir. Mais il n'a pas continué ses études, ou du moins n'a rien publié.

Les auteurs des traités d'accouchements récemment publiés se sont bornés à reproduire sommairement l'une ou l'autre de ces descriptions, sans y ajouter aucune vue nouvelle.

Il faut prendre pour la dissection un utérus dont la gestation a parcouru toutes ses périodes. Au terme de sept à huit mois, le col n'est pas complètement développé, le tissu musculaire n'y est pas suffisamment apparent. On a bien rarement l'occasion de disséquer un utérus à neuf mois de grossesse, contenant encore le fœtus et ses annexes ; la raison en est facile à comprendre. On a rarement aussi l'occasion de disséquer un utérus sur lequel aurait été pratiquée l'opération césarienne avant ou après la mort, au terme de neuf mois.

Mais on peut y suppléer par l'utérus d'une femme morte un, deux ou trois jours après l'accouchement. Jusque-là, l'utérus n'a subi d'autre changement qu'une rétraction de ses fibres. Sa mollesse permet d'ailleurs de le distendre jusqu'à un certain point. Cinq à six jours après l'accouchement, il est déjà trop rétracté; son tissu, déjà plus ferme, plus condensé, tend à reprendre les caractères qu'il présentait dans l'état de vacuité; la disposition des fibres est devenue difficile à découvrir.

Il est peu d'utérus bien convenables pour la dissection. La cause la plus fréquente de mort à la suite de l'accouchement est la fièvre puerpérale, dans laquelle la lésion anatomique la plus ordinaire est la métro-péritonite ou la phlébite utérine.

La présence du pus à la surface de l'utérus ou dans les interstices de ses fibres, et l'altération concomittante du tissu musculaire qui est ramolli ou friable, s'opposent à une dissection exacte. Cependant, il m'est arrivé de rencontrer les plans musculaires séparés par une couche de pus, comme on eût pu les séparer par la dissection.

Lorsque la mort a été causée par une hémorrhagie, une syncope ou des convulsions, peu après l'accouchement, l'utérus est bien plus convenable pour la dissection; les tissus sont à l'état normal.

L'utérus, après avoir été débarrassé du sang par des lavages, doit être mis dans une eau fortement acidifiée par l'acide nitrique. La dissection pourra être commencée après quelques jours de macération. J'ai pu la continuer plusieurs mois sur quelques utérus, sans que le tissu musculaire fût altéré. Une précaution essentielle est de renouveler de temps en temps l'eau acidifiée. Les fibres musculaires utérines, après une très longue immersion dans ce liquide, finissent par se ramollir. Il m'est arrivé de retarder ce ramollissement et de leur conserver encore quelque temps de la fermeté, en mettant dans le liquide acide une petite quantité de deuto-chlorure de mercure, mais il ne faudrait pas l'ajouter avant d'avoir terminé la dissection; la condensation qu'il imprime aux tissus rendrait impossible la séparation des fibres musculaires.

Trois tuniques composent l'utérus dans l'état de vacuité; une membrane séreuse qui le recouvre extérieurement, une membrane muqueuse qui revêt les parois de sa cavité, un tissu musculaire interposé entre ces deux membranes, et qui, même en cet état, forme la majeure partie de son volume. Mais, à l'époque de l'accouchement, la membrane muqueuse n'existe plus; elle s'est séparée par exfoliation pour constituer la caduque; le tissu musculaire est à nu à la surface interne du corps de l'utérus, après la sortie de l'œuf; la membrane muqueuse ne s'est conservée que dans le col.

Le péritoine est-il immédiatement appliqué sur le tissu musculaire ? ou bien existe-t-il un tissu intermédiaire? L'opinion générale est que le péritoine, très adhérent au tissu musculaire, lui est immédiatement appliqué.

Mme Boivin (*Maladies de l'utérus,* par Mme Boivin et Dugès) admet un tissu filamenteux, assez épais, assez consistant, interposé entre eux et constituant leur moyen d'adhérence. « Ce tissu d'union pourrait être considéré comme une deuxième membrane ou tunique comparable à la capsule de Glisson pour le foie. Elle environne effectivement la matrice de toutes parts et concourt si efficacement à sa fermeté, qu'après son ablation le tissu propre perd beaucoup de sa consistance et se laisse aisément déformer, défeutrer même. Elle donne aussi beaucoup de force aux replis utéro-vésicaux du péritoine dans l'épaisseur desquels elle se glisse, et augmente celle des cordons utéro-sacros et sus-pubiens. Un de nous l'a vue en général si forte et si épaisse qu'elle lui a semblé musculaire. »

Sur quelques utérus, j'ai eu de la peine à reconnaître ce tissu fibreux sous-péritonéal, et j'aurais été disposé à en rejeter l'existence; mais, depuis, sur plusieurs utérus, je l'ai trouvé extrêmement apparent et constituant une lame mince, mais forte et résistante, intimement adhérente à la membrane séreuse, qui pouvait cependant en être détachée par petits lambeaux, et d'autre part fortement unie au tissu musculaire. J'ai vu quelquefois une couche mince de graisse isoler en certains points ces deux tissus.

Cette couche fibreuse n'existe que là où le péritoine revêt l'utérus; plus bas, au-dessous de la ligne où le péritoine l'abandonne pour se porter sur les organes voisins, on ne trouve plus de traces de tissu fibreux.

Cette lame fibreuse est, en général, plus épaisse et plus résistante sur la face antérieure de l'utérus que sur sa face postérieure; on trouve quelquefois une disposition inverse ; elle est très prononcée sur les ligaments des ovaires et sur leur expansion derrière l'utérus, peu marquée sur les ligaments ronds ; elle s'amincit sur le fond ; elle ne se prolonge pas sur les trompes.

A la surface profonde de cette lame s'insèrent de nombreuses fibres musculaires. Plusieurs anatomistes ont remarqué qu'après l'enlèvement du péritoine, quelque délicate qu'ait été la dissection, le tissu musculaire paraît déchiqueté, par suite de la rupture des fibres musculaires qui se terminaient au tissu séreux. C'est à la membrane fibreuse et non à la séreuse que s'insèrent ces fibres musculaires superficielles. Le fait seul de l'insertion de fibres musculaires à la face interne de l'enveloppe de l'utérus aurait dû faire présumer que la membrane séreuse était doublée d'un tissu fibreux. Nulle part on ne voit des fibres musculaires se terminer en s'insérant sur une membrane séreuse. Cette membrane fibreuse me paraît beaucoup trop faible pour remplir le rôle que lui attribuent Mme Boivin et Dugès, de concourir à la fermeté du tissu utérin.

La membrane fibreuse limite exactement la masse du tissu musculaire qu'elle revêt. Là où elle n'existe pas, sur la face antérieure et sur les bords du col, et dans toute l'étendue de l'insertion des ligaments larges, des fibres déliées se détachent du tissu musculaire utérin et se portent dans ces ligaments en formant des aréoles plus serrées près de l'utérus, plus larges à mesure qu'elles s'en éloignent. (Planche 1re, 20. 21.) Quelques-unes de ces fibres se recourbent en avant dans les replis utéro-vésicaux. (Planche 3e, 23. 24. 25.) Deux faisceaux plus considérables, mais d'ailleurs d'un volume variable, se rendent en arrière dans les replis recto-utérins, et s'entrelacent avec les fibres du rectum. (Planche 1re, 22. 23.)

Les fibres nombreuses qui se portent dans les ligaments larges constituent de chaque côté deux lames verticales, l'une immédiatement subjacente à leur feuillet séreux postérieur. (Planche 1re, 21. 21.) L'autre, plus mince et moins régulière, subjacente à leur feuillet séreux antérieur.

Ces fibres musculaires se dirigent en dehors ; on les voit se terminer dans le tissu cellulaire des ligaments larges; elles n'arrivent pas jusqu'aux parois du bassin.

Je reviendrai sur ces fibres émanées de l'utérus en décrivant les bords de cet organe.

Les fibres de l'utérus, comme celles du cœur, sont disposées en couches qui se recouvrent et s'enveloppent successivement ; les fibres d'une couche croisent la direction de celles de la couche sous-jacente, et des fibres passent fréquemment d'une couche à la couche voisine. Ce passage des fibres d'une couche à l'autre est beaucoup plus commun dans l'utérus que dans le cœur ; l'intrication des fibres est infiniment plus compliquée.

Les fibres du cœur, analogues par leur texture intime à celles des muscles extérieurs, sont fermes et faciles à isoler. Celles de l'utérus, formées de fibrilles élémentaires lisses, sont généralement molles, même lorsque l'utérus a le plus de fermeté, tenues, aplaties et difficiles à séparer soit de celles de la même couche, soit de celles de la couche voisine sur laquelle elles sont appliquées.

Quelquefois, lorsqu'on met une couche à découvert, sa surface est uniformément lisse, les fibres y sont peu distinctes; l'enlèvement de quelques fibres rend les faisceaux plus apparents. Souvent, au contraire, ces faisceaux se montrent isolés en cordons arrondis ou aplatis bien caractérisés.

Les fibres des ventricules du cœur peuvent être rapportées à trois couches superposées. Dans le corps de l'utérus, le nombre des plans superposés, distincts par la direction différente de leurs fibres est plus considérable. On peut cependant, je crois, rapporter ces plans à trois couches principales. La disposition des fibres du col est moins compliquée, elles peuvent se ranger en deux couches.

Je décrirai successivement la couche externe, la couche interne, puis la couche moyenne du tissu musculaire de l'utérus.

Couche externe du tissu musculaire de l'utérus.

Il est beaucoup d'utérus sur lesquels on distingue, à travers les membranes séreuse et fibreuse, la direction des fibres musculaires superficielles du corps. Mme Boivin en a fait représenter un exemple. Mais on n'en prendrait ainsi qu'une idée bien imparfaite.

Lorsqu'on a enlevé la couche fibro-séreuse sur toute la surface de l'utérus, voici ce qu'on observe.

Un large faisceau, dirigé d'avant en arrière, couvre le milieu du fond de l'utérus et descend sur ses faces antérieure et postérieure, jusqu'au niveau de la jonction du corps et du col. (V. les planches 1re, 2e, 3e, 4e. La planche 5e, fig. 1re. La planche 6e.)

Ce faisceau médian, courbé en anse sur le fond de l'utérus, et que je désignerai sous le nom de faisceau ansiforme, varie beaucoup dans sa disposition, mais ne manque jamais. Au milieu de ses formes diverses, on peut lui reconnaître des caractères constants.

De chaque côté de ce faisceau, on voit sur la surface du corps de l'utérus des fibres fasciculées, transversales ou obliques qui se dirigent vers ses bords, et convergent vers les trompes, les ligaments ronds, les ligaments des ovaires, et les intervalles de ces cordons.

Le faisceau ansiforme se prolonge toujours plus bas en arrière qu'en avant. En arrière, il commence, inférieurement, à l'union du corps et du col. (Planche 1re, 11. 12. 13, et planche 4e, 6. 8. Il est formé, en grande partie, par des fibres transversales qui, se recourbant en haut, vont constituer ses bords. Ses fibres moyennes m'ont toujours paru naître plus bas et émerger de couches plus profondes.

Ainsi constitué à son origine postérieure, où il est étroit, en général, le faisceau ansiforme s'élève et s'élargit ; de nouvelles fibres transversales s'ajoutent successivement à ses bords en se recourbant en haut. (Planche 1re, 11. 13.)

En même temps que le faisceau s'élargit par l'addition de fibres latérales et l'écartement de ses fibres primitives, de nouvelles fibres paraissent dans les intervalles de celles-ci. (Planche 4e, 2.)

Le faisceau, dans sa marche ascendante à la surface postérieure de l'utérus présente habituellement l'image d'une gerbe ; c'est sous ce nom qu'il a été quelquefois désigné. Lorsqu'il approche du fond de l'utérus, on voit, en effet, ses fibres latérales se recourber en dehors, et se diriger vers les origines des trompes ou les angles de l'utérus, en se mêlant aux fibres transversales ; de cette dispersion de ses fibres de chaque côté résulte l'image d'une gerbe. (Planche 2e, fig. 1re. 6. 21. 22. 23.) Cette disposition du faisceau ansiforme est encore plus évidente dans le plan profond de ce faisceau, que je décrirai bientôt. (Planche 4e, 2. 3. 6. Planche 5e, fig. 1re, 1. 1. 2.)

Les fibres moyennes du faisceau ansiforme contournent seules le fond de l'utérus, et descendent sur sa face antérieure. (Planche 1re, 4. Planche 2e, fig. 1re, 20. Planche 3e, 1.)

Là, elles se recourbent successivement en dehors, en formant de chaque côté une sorte de draperie, par leur continuité avec des fibres émanées des ligaments ronds. (Planche 3e, 1. 9. 9.)

Tantôt le faisceau ansiforme cesse au niveau des radiations inférieures du ligament rond, sur la face antérieure de l'utérus, tantôt ses fibres moyennes descendent jusqu'à l'union du corps et du col, et se recourbant aussi en dehors, vont se mêler à des fibres transversales. (Planche 3e, 12. 13.)

Ainsi, dans son trajet ascendant sur la face postérieure de l'utérus, ce faisceau reçoit successivement des fibres qui, en se recourbant, viennent se joindre à lui, et successivement aussi des fibres se détachent de ses bords. Cette disposition rappelle celle du muscle sacro-lombaire qui grossit dans son trajet ascendant à la région dorsale par des faisceaux de renforcement, en même temps que des faisceaux s'en détachent pour se fixer à chacune des côtes. Le faisceau ansiforme est encore évidemment grossi par les fibres nouvelles qui naissent dans l'écartement de ses fibres primitives.

A son origine, en arrière, recouvert par une couche mince de fibres transversales qu'il soulève, il semble sortir de l'écartement de deux plans superposés de ces fibres. (Planche 1re, 19.)

Le faisceau ansiforme acquiert son plus grand développement lorsqu'il arrive sur le fond de l'utérus. Là, il cesse le plus souvent de recevoir à ses bords des fibres nouvelles, et beaucoup de ses fibres se portent aux angles de l'utérus, vers les origines des trompes. Aussi est-il réduit, sur la face antérieure, à un plan assez mince, dont les fibres latérales relevées en dehors vont se rattacher aux émanations superficielles des ligaments ronds, et dont les fibres moyennes descendent seules jusqu'à l'union du corps et du col. (Planche 3e, 9. 9.)

Telle est la disposition du faisceau ansiforme qui m'a semblé la plus ordinaire. C'est celle qu'il présentait encore sur deux utérus que j'ai disséqués récemment.

Sur ces utérus et sur plusieurs autres, je n'ai vu aucune fibre du faisceau ansiforme passer d'un côté à l'autre de la ligne médiane. Sur d'autres utérus, j'ai vu ce croisement très évident ; des fibres du bord droit du faisceau traversaient la ligne médiane, en s'élevant sur la face postérieure de l'utérus, et allaient se rendre vers son angle gauche, ou descendre sur le côté gauche de sa face antérieure. Des fibres appartenant, à l'origine, au côté gauche du faisceau, se portaient à l'angle droit de l'utérus ou au côté droit de sa face antérieure. (Planche 1re, 11. 13. Planche 2e, fig. 1re, 11. 2. 6. 16. 17.)

Ces fibres entrecroisées, continues en arrière, à l'origine du faisceau, à des fibres transversales, puis recourbées elles-mêmes en dehors, du côté opposé, soit sur le fond de l'utérus, soit sur sa face antérieure, représentaient, comme l'a dit M. Deville, des X à branches croisées. Mais ce croisement des fibres du faisceau ansiforme sur la ligne médiane ne m'a jamais paru complet. Il m'a toujours semblé borné, contrairement à l'opinion de M. Deville, à une petite portion du faisceau, la plupart de ses fibres parcourant toute l'étendue de leur trajet du même côté de la ligne médiane.

J'ai vu le faisceau ansiforme présenter une autre disposition. Ses fibres, du moins les fibres superficielles, n'étaient ni entrecroisées, ni disposées en gerbe sur le fond de l'utérus, mais se portaient, parallèles entre elles, de la face postérieure à la face antérieure, couvrant le fond de l'organe d'un plan uniforme de fibres antéro-postérieures sous les bords duquel on voyait passer les fibres transversales. (Planche 2e, fig. 2e, 1. 1. 1. 1.)

Le faisceau ansiforme ne m'a presque jamais paru borné, sur la face postérieure de l'utérus, au plan que je viens de décrire, et qui se montre après l'enlèvement de la membrane fibro-séreuse. Constamment ce faisceau est épais sur la face postérieure de l'utérus ; tantôt, mais rarement, il forme un seul plan ; tantôt, et c'est la disposition qu'il offre le plus ordinairement, ses fibres sont divisées en deux plans que sépare une couche de fibres transversales ; le plan superficiel est mince, le plan profond beaucoup plus épais.

Planche 1re, 11. 12. 13. 2. 8. Plan superficiel.
Planche 2e, fig. 1re. 2. 4. 8. 17. Plan superficiel.
Planche 4e, 6. 2. 2'. Plan profond.
Planche 5e, fig. 1re, 1. 1. 1. 2. Plan profond.

Ces deux plans sont d'ailleurs semblables dans leur disposition ; formés également à leur origine inférieure de fibres transversales recourbées en haut, ils s'irradient également en s'élevant. Sur le fond de l'utérus, ces deux plans, fort réduits par la dispersion d'une partie de leurs fibres, se réunissent en un seul qui descend sur la face antérieure de l'utérus. (Planche 4e, 1. 2. — Planche 5e, fig. 1re, 18.)

Le faisceau ansiforme n'est pas toujours visible à l'extérieur dans toute la hauteur de la face postérieure de l'utérus. Les fibres transversales qui le couvrent toujours à son origine continuent quelquefois à le couvrir dans la moitié inférieure de son trajet. Il est alors réduit en bas au faisceau profond, et le plan superficiel ne se forme que plus haut, par le redressement de quelques fibres transversales. (Planche 1re.)

Sur le fond de l'utérus et sur sa face antérieure, la disposition du faisceau ansiforme est beaucoup moins variable. J'ai vu cependant, sur le fond de l'utérus, ce faisceau entièrement couvert par des fibres transversales. M. Deville indique cette disposition.

Lorsqu'on a enlevé par la dissection tout le faisceau ansiforme, on trouve au-dessous de lui des fibres transversales réunies en lames minces plutôt qu'en cordons aplatis, semblables à ceux qui composent habituellement ce faisceau. (Planche 6e. 6.)

Etudions maintenant les fibres transversales qui, avec le faisceau ansiforme, couvrent la surface du corps de l'utérus.

Ces fibres transversales forment la plus grande partie de la couche musculaire externe. Nous les avons vues, sur les deux faces de l'utérus, en dehors du faisceau ansiforme. Elles concourent à le former; mais la plupart étrangères à sa formation, se continuent sur la ligne médiane en passant au-dessous de lui, et entre ses deux plans, quelquefois même sur son plan superficiel postérieur; quelques-unes, enfin, le recouvrent constamment à son origine, en arrière, et l'enveloppent d'une sorte de gaîne. (Planche 1re, 19.)

Les fibres transversales se prolongent en dehors, sur les bords de l'utérus, dans les ligaments larges, et surtout dans le ligament de l'ovaire, dans le ligament rond et sur la trompe. (Planche 1re, 16. 17. Planche 6e, 4. 11.) Il faut entendre qu'une petite partie seulement de ces fibres se prolonge dans ces ligaments.

Suivons, en sens inverse, les fibres qui constituent le ligament ovarique et le ligament rond s'irradiant, les premières sur la face postérieure, les autres sur la face antérieure de l'utérus.

Le ligament de l'ovaire se divise en deux faisceaux, dont l'un s'étale sur la partie inférieure et moyenne du corps de l'utérus, et dont l'autre s'élève jusque sur le fond de l'organe. Tous deux concourent souvent à la formation du faisceau ansiforme ; et des fibres des ligaments droit et gauche se continuent aussi sur la figure médiane. (Planche 1re, 16. 17. 19. 13.)

Les fibres du ligament de l'ovaire ne se rendent pas toutes dans la couche superficielle ; il en est de profondes, et elles sont nombreuses, qui se continuent avec des fibres transversales subjacentes appartenant encore à la couche externe, ou qui plongent même dans la couche musculaire moyenne.

En suivant les fibres du ligament de l'ovaire s'irradiant sur l'utérus, on voit manifestement des fibres nouvelles naître dans les intervalles des fibres primitives. Le faisceau grossit en s'étalant sur l'utérus. (Planche 1re, 15.)

Les fibres du ligament de l'ovaire se terminent en

dehors en s'insérant sur la membrane fibreuse de cet organe, à son extrémité interne et dans toute l'étendue de son bord inférieur.

Le ligament rond, d'un volume variable, et souvent plus gros d'un côté que de l'autre, s'étale sur la surface antérieure de l'utérus. Sa dissémination est plus compliquée que celle du ligament de l'ovaire. (Planche 3e, LR.)

Avant qu'il n'ait atteint l'utérus, une lame s'en détache, va s'appliquer sur cet organe et se continue avec la lame semblable du ligament opposé, au niveau de l'union du corps et du col. Cette mince lamelle est constante. (Planche 3e, 19. 18.)

Le ligament rond s'applique sur le bord de l'utérus et remonte jusqu'à son fond, sur lequel ses fibres se continuent avec les fibres transversales les plus élevées. (Planche 3e, 5. Planche 6e, 11. 6.)

Dans son trajet ascendant, des fibres plus ou moins nombreuses se détachent de son côté externe, descendent en avant sur l'utérus, puis remontent pour se continuer avec les fibres étalées du faisceau ansiforme. De cette continuité résulte, devant l'utérus, de chaque côté de la ligne médiane, une sorte de draperie. (Planche 3e, 7. 9. 1'.)

Le ligament rond grossit en s'élevant et se termine en se continuant avec les fibres transverses antérieures de l'utérus. (Planche 6e, 11. 6.) Des fibres profondes s'en détachent et plongent dans les plans musculaires sous-jacents.

Enfin, constamment, au point où il s'accolle à l'utérus, le ligament rond envoie en arrière un faisceau d'un volume variable qui va s'irradier sous l'épanouissement du ligament ovarique; Mme Boivin a indiqué ce faisceau postérieur du ligament rond.

J'ai décrit, dans un précédent mémoire (1), la

(1) *Recherches sur la structure des trompes, etc.* (*Journal de la Section de Médecine* de la Société Académique de la Loire-Inférieure. — 1858.)

disposition des fibres musculaires utérines qui, se prolongeant sur la trompe, lui forment une enveloppe assez épaisse d'abord, puis très mince, qui se continue jusqu'au pavillon.

Cette enveloppe divisée, on voit la trompe, réduite à ses deux membranes internes, traverser les couches musculaires utérines. (Planche 5e, fig. 1re, 22.)

Les fibres qui se prolongent sur la trompe viennent du plan le plus superficiel de l'utérus. Elles descendent sur le côté externe de la trompe ; bon nombre s'en détachent et s'étalent dans le ligament large. Il ne reste sur la trompe qu'un faisceau mince de fibres molles, entremêlées de vaisseaux. Il passe sur ses courbures, sans suivre leurs inflexions. De ses bords se détachent des fibres déliées qui descendent obliquement devant et derrière la trompe et lui forment une enveloppe musculaire.

La même disposition continue sur toute l'étendue de la trompe; on distingue facilement la couche musculaire très mince qui enveloppe sa portion large; on peut la suivre jusqu'à l'orifice externe et dans les languettes du pavillon. J'ai vu sur deux trompes, dont les fibres musculaires étaient très apparentes, une anse musculaire qui, entourant en dehors leur orifice, allait s'insérer, par ses deux extrémités, à l'extrémité externe de l'ovaire. Enfin, sur quelques trompes, j'ai vu un cercle musculaire très mince autour de leur orifice.

Entre la trompe, le ligament rond et le ligament de l'ovaire, les fibres transversales du fond de l'utérus descendent en convergeant sur ses bords, et plongent bientôt dans les plans plus profonds. (Planche 5e, fig. 1re, 3.)

Lorsqu'on a enlevé complètement de la surface du corps de l'utérus le faisceau ansiforme et les radiations du ligament rond et du ligament ovarique, ses faces antérieure et postérieure restent entièrement couvertes de fibres transversales qui se dirigent vers ses bords, et dont les plus élevées couvrent son fond et se recourbent en arcs sur ses angles. (Planche 4e, 5. Planche 5e, fig. 1re, 9. 9. 3. 8. Planche 6e, 4. 5. 6.)

Ces fibres transversales ne sont pas distinctes des fibres plus superficielles qui se rendent au ligament rond, à la trompe, au ligament ovarique; elles forment le plan profond d'une même couche. Aussi je les range, pour ne pas multiplier les subdivisions, dans la couche externe du tissu musculaire de l'utérus.

L'épaisseur de ce plan profond de la couche externe varie; il est toujours plus épais en avant qu'en arrière. C'est au fond de l'utérus qu'il a le plus d'épaisseur. Les fibres transversales dans tout l'organe prédominent sur celles qui suivent d'autres directions.

Lorsqu'on a enlevé successivement les fibres lamellaires qui composent ce plan profond de la couche externe, on découvre une autre couche, où la disposition des fibres est différente. Leur direction cesse d'être généralement transversale; elles deviennent obliques en divers sens et forment des faisceaux d'un volume variable que séparent des intervalles où sont placés des vaisseaux. Là commence la couche moyenne du tissu musculaire de l'utérus.

Je n'ai point indiqué jusqu'ici la disposition des fibres musculaires sur les bords de l'utérus. Il est à remarquer que les anatomistes qui ont étudié son tissu musculaire, n'ont pas suivi ses fibres jusque sur ses bords latéraux. Ils se bornent à mentionner les fibres qui s'en détachent et se prolongent dans les ligaments larges, sur la trompe, dans le ligament rond et dans le ligament de l'ovaire. Ni Mme Boivin, ni M. Deville n'ont indiqué la texture des bords de l'utérus.

« Nous avons essayé, dit M. Pajot (1), tous les procédés pour nous rendre compte de la texture des fibres musculaires sur les bords latéraux de l'utérus, au-dessous du bord supérieur du ligament large.

» Il nous a été impossible d'arriver à quoi que ce soit de satisfaisant. Nous faisons des vœux pour que d'habiles anatomistes viennent éclairer ce point tout à fait obscur pour nous. Ne pouvant présenter ici que des conjectures, nous préférons nous abstenir. »

J'ai aussi longtemps désespéré de découvrir l'intrication des fibres musculaires sur les bords de l'utérus ; ce n'est que récemment que je suis parvenu à la démêler.

Lorsqu'on écarte les deux lames du ligament large jusqu'au bord de l'utérus, et que l'on prolonge le décollement de ces lames séreuses sur ses deux faces, on voit sur toute la hauteur des bords, au-dessous de l'angle supérieur, des fibres musculaires émaner de ces bords en filaments déliés et former une doublure à chacune des lames du ligament large, et entre ces deux lames un réseau assez serré autour des vaisseaux qui remontent flexueux le long des bords de l'utérus, et plus bas, une gaîne commune et épaisse aux troncs de ces vaisseaux artériels et veineux.

Le ligament rond vient s'unir à l'utérus et s'épanouir sur sa face antérieure ; une branche s'en détache, se porte en arrière et s'étale derrière cet organe, non pas à sa superficie, mais en plongeant dans son épaisseur, après s'être engagée sous l'expansion du ligament ovarique.

Le ligament ovarique, qui s'étale derrière l'utérus, envoie aussi des branches profondes qui plongent dans les couches musculaires, et se rendent soit sur sa face antérieure, soit sur sa face postérieure. Ces

(1) *Traité de l'art des accouchements*, par MM. Dubois et Pajot, t. I, p. 431.

branches profondes se voient très bien, lorsqu'on soulève ce ligament avec l'ovaire, après avoir coupé le ligament large.

La disposition de ces branches profondes du ligament rond et du ligament ovarique m'a conduit à découvrir ce que deviennent, sur les bords de l'utérus, les fibres de ces deux faces. (Planche 4e, 5. 5. Planche 5e, fig. 1re, 3. 3. Planche 6e, 27.)

Sur les deux faces de l'utérus, depuis les trompes jusqu'au col, les fibres subjacentes aux radiations des ligaments rond et ovarique, sont généralement transversales. Les plus superficielles se réunissent habituellement en faisceaux aplatis, de forme triangulaire, dont les sommets se dirigent vers les bords de l'utérus; les plus profondes ont une direction plus uniformément transversale. Arrivées aux bords, ces fibres se recourbent en arcs et se rendent à la face opposée à celle qu'elles occupaient; c'est là leur disposition générale, mais leur trajet est très compliqué.

Sur les bords de l'utérus elles rencontrent les nombreuses artères qui plongent dans ses parois et les veines volumineuses qui en émergent. Elles s'écartent pour donner passage à ces vaisseaux, de sorte que c'est en fascicules subdivisés, puis reliés entre eux, et non en une lame uniforme, que les fibres musculaires passent d'une face de l'utérus à l'autre, en contournant ses bords. J'indiquerai plus loin, en décrivant la couche moyenne du tissu musculaire, la disposition remarquable de ses fibres à l'égard des vaisseaux qui circulent dans cette couche. Cette disposition étant la même aux bords de l'utérus, à l'égard des vaisseaux qui traversent la couche musculaire externe, je l'exposerai dans une description commune.

Les fibres qui se continuent d'une face de l'utérus à l'autre ne restent pas, dans tout leur trajet, dans le plan où elles étaient primitivement. Superficielles, par exemple, en avant, elles deviennent plus profondes en arrière ; superficielles sur la face postérieure, elles deviendront profondes dans la paroi antérieure ; un croisement s'opère entre elles sur le bord latéral, et, comme ce croisement des fibres, ce passage des fibres d'un plan à un autre plan n'a rien de régulier, il devient très difficile de suivre d'une face à l'autre le trajet de la même fibre. On ne peut jamais enlever un faisceau dans toute l'étendue de l'anse qu'il forme sur le bord de l'utérus ; on est arrêté là où le faisceau passe dans un autre plan musculaire. Les courbures, l'enroulement des fibres autour des vaisseaux ajoutent à la difficulté de les suivre dans une longue étendue de leur trajet.

De ces faisceaux courbés en arcs sur les bords de l'utérus se détachent les fibres qui s'étalent dans les ligaments larges, et les réseaux et les gaînes qui entourent les vaisseaux sanguins avant leur immersion dans le tissu musculaire.

De toutes ces causes résulte une intrication très compliquée des fibres musculaires. Mais on pourra toujours arriver à reconnaître le trajet de la plupart de ces fibres tel que je l'ai indiqué ; plus on pénètre dans l'épaisseur de cette couche, plus ce trajet devient évident.

Au-dessus des trompes et à leur niveau, la disposition des fibres sur les bords de l'utérus est différente. Les fibres qui décrivent de grands arcs transverses sur le fond de l'utérus, d'un angle à l'autre, mêlées aux fibres émanées du faisceau ansiforme, descendent en se recourbant sur ses bords. Elles forment sur le fond et sur les angles un plan large et très épais.

La plupart des auteurs paraissent croire que ces fibres se rendent toutes à la trompe, au ligament rond et au ligament ovarique. Un petit nombre seulement se rendent à ces cordons. La plupart descendent sur les bords de l'utérus. (Planche 2e, fig. 1re, 15. Planche 5e, fig. 1re, 9.)

Ainsi, du fond de l'utérus et de la région la plus élevée de ses deux faces, les fibres se rendent, en convergeant, vers les angles, et couvrent dans leur trajet descendant la partie supérieure des bords latéraux.

Immédiatement au-dessous des trompes, elles rencontrent les nombreux vaisseaux qui pénètrent en cet endroit la paroi utérine. La présence de ces gros vaisseaux, artères et veines ovariennes, dérange la régularité de leur trajet. Ces fibres descendent flexueuses en formant superficiellement de larges anneaux autour du groupe de ces vaisseaux, et plus profondément, des anneaux plus serrés autour de chacune de leurs branches.

Que deviennent plus bas ces fibres descendantes ? Elles plongent dans l'épaisseur du tissu musculaire, et se recourbent en avant ou en arrière, pour devenir transversales dans l'une ou l'autre paroi de l'utérus. Toutes ont pris successivement cette direction au-dessus du milieu de sa hauteur.

Telle est la disposition très compliquée des fibres musculaires sur les bords de l'utérus. Elle m'a paru constante, à part les variétés très secondaires résultant des variétés des vaisseaux afférents et efférents, qui traversent ces bords.

Les fibres musculaires du col utérin sont beaucoup plus molles que celles du corps. Il s'agit toujours de l'utérus développé par la grossesse parvenue au terme de neuf mois. Car, avant ce terme, les fibres du col, plus tardivement hypertrophiées que celles du corps, sont au contraire beaucoup plus fermes, mais sont en même temps dans un état de condensation qui en rend la dissection impossible.

Les fibres du col ont une disposition bien différente de celle des fibres du corps. Nulle trace du faisceau ansiforme ; il a cessé au-dessus du col en avant, à l'union du col et du corps en arrière. Réunies en faisceaux lamelleux, ces fibres se portent presque toutes un peu obliquement en bas, des bords de l'utérus vers la ligne médiane, et là se croisent avec les fibres semblables du côté opposé. Très peu de fibres sont exactement transversales. (Planche 3e, 22.)

Entre ces faisceaux lamelleux entrecroisés soit sur la ligne médiane, soit latéralement, sont des aréoles anguleuses très larges où passent des vaisseaux. Mais il n'y a rien là de semblable aux anneaux que nous verrons entourer les veines dans la couche musculaire moyenne de l'utérus.

Les fibres du col sont un peu plus fermes en arrière qu'en avant ; leur disposition est d'ailleurs semblable sur les deux faces de l'organe.

Lorsqu'on les enlève, lame par lame, on les voit disposées de la même manière dans une grande partie de l'épaisseur du col, en faisceaux obliques entrecroisés qui s'enchevêtrent avec des faisceaux plus profonds. (Planche 4e, 9. 10. 14. Planche 6e, 22. 26.)

Cette couche des fibres du col correspond à la couche externe et à la couche moyenne du tissu musculaire du corps.

Sur les bords du col, les fibres passent en se contournant d'une face à l'autre, comme je l'ai indiqué pour les fibres du corps. J'ai décrit le plan qui en émane et se prolonge dans les ligaments larges.

En avant, on voit quelquefois se détacher de ces bords des faisceaux très variables qui se rendent à la vessie, dans les replis vésico-utérins, et s'entrelacent avec ses fibres musculaires. (Planche 3e, 23. 24. 25.) J'ai souvent cherché vainement ces faisceaux dans les replis vésico-utérins.

La présence des fibres musculaires est plus constante dans les replis postérieurs qui se rendent de l'utérus aux côtés du rectum. Ces fibres s'entrelacent avec celles de l'intestin. (Planche 1re, 23.)

Inférieurement, le tissu musculaire du col se continue avec le vagin devenu musculaire à sa partie supérieure. Lorsque le vagin n'est pas divisé, on ne peut, à l'extérieur, distinguer où finit le col, où commence le vagin, les fibres musculaires étant tout à fait semblables dans ces deux organes.

Nous verrons la portion sous-vaginale du col appartenir, par la disposition de ses fibres, à la couche musculaire interne.

Couche interne du tissu musculaire.

Lorsqu'on ouvre l'utérus d'une femme morte au moment de l'accouchement, ou dans les deux ou trois jours qui le suivent, la surface de la cavité du corps se montre entièrement dépouillée de membrane muqueuse, les fibres musculaires sont à nu sous le sang ou le liquide sanieux étalé sur les parois de la cavité.

Ce liquide enlevé par des lavages, les fibres musculaires sont à découvert, disposées en fascicules très distincts, mais à peine saillants, excepté dans la région où était implanté le placenta. Là, la surface utérine est comme déchirée; des fibres sont soulevées, rompues; dans leurs interstices et entre leurs lambeaux se voient les orifices béants des veines utérines.

Lorsque la mort n'avait eu lieu que trois ou quatre jours après l'accouchement, j'ai toujours trouvé les premières traces de la muqueuse utérine en voie de reproduction, sous la forme d'une couche membraneuse molle, très mince, finement réticulée. Au bout de quelques jours, cette couche est déjà devenue une membrane solide et résistante.

La muqueuse du col n'ayant subi aucune évolution pendant la grossesse, continue à couvrir les fibres musculaires, et leur est très intimement unie.

Trois coupes sont nécessaires pour étudier les fibres musculaires internes : une coupe verticale sur le milieu de la paroi antérieure de l'utérus dans toute sa hauteur, une coupe semblable sur la paroi postérieure, enfin, une coupe verticale sur l'un des bords.

Ces trois coupes, pratiquées sur des utérus différents permettent de découvrir toute l'étendue de la cavité, sans exercer des distensions qui dérangeraient la disposition normale des surfaces que l'on veut examiner.

Sur le centre de la paroi postérieure on voit constamment un faisceau légèrement saillant, de forme triangulaire, dont la base s'étend d'une trompe à l'autre, et dont le sommet descend jusqu'à l'orifice interne du col. Ce faisceau a été signalé par des anatomistes anciens. Sa forme triangulaire est constante et régulière, lorsqu'il n'a pas été déformé par l'implantation du placenta. (Planche 7e, 12. 9. 8. 6. 13. 14.)

Il commence inférieurement par une pointe de largeur variable. Des fibres circulaires, immédiatement au-dessus de l'orifice interne du col, constituent, en se recourbant en haut, son origine, analogue à celle du faisceau ansiforme au bas de la surface postérieure de l'utérus.

Son origine est plus évidente encore que celle du faisceau ansiforme. De nouvelles fibres transversales recourbées en haut viennent s'y ajouter successivement dans son trajet ascendant. (Planche 7e, 4. 4. 22. 21.) Et ce qui m'a paru constant, c'est que ces fibres nouvelles s'ajoutent toujours à son bord gauche, tandis que de son bord droit émergent successivement des fibres qui remontent sur la paroi utérine, où elles deviennent bientôt transversales et gagnent le bord droit de la cavité. (Planche 7e, 7. 7.) De là résulte un croisement de fibres de bas en haut et de gauche à droite sur la ligne médiane, croisement régulier et uniforme. Il n'y a pas de fibres croisées en sens opposé.

Le faisceau triangulaire est donc composé de

fibres, non pas verticales, mais obliques ou spiroïdes dans leur trajet ascendant.

En approchant du niveau des infundibulum des trompes, le faisceau triangulaire se divise en deux minces fascicules, dont chacun va plonger par une pointe aiguë dans la trompe de son côté et s'y termine de suite. (Planche 7e, 13. 14.) Enfin, des fibres transversales, qui se rendent d'un orifice tubaire à l'autre, terminent le faisceau triangulaire et forment sa base. (Planche 7e, 3.)

Telle est la disposition ordinaire, je dirais presque la disposition constante du faisceau triangulaire de la paroi postérieure de la cavité utérine. Cependant sur l'utérus représenté dans la planche 7e, ce faisceau était subdivisé en trois faisceaux secondaires séparés dans une partie de leur trajet par deux dépressions, où se montraient des fibres plus profondes. La disposition générale du faisceau était, malgré cette différence, très facile à reconnaître.

Un faisceau semblable existe sur la paroi antérieure de la cavité utérine. Il commence également en bas, au niveau de l'orifice interne du col ; des fibres transversales s'ajoutent successivement à son bord droit en se recourbant, et grossissent son volume, tandis que de son bord gauche émergent des fibres qui se rendent, en prenant une direction horizontale, dans le côté gauche de la paroi utérine. (Planche 7e, 26. 25. 4'. 4'. Planche 8e, 15. 14. 13. 11. 8. 7. 6. 5.)

Enfin, comme le faisceau triangulaire de la paroi postérieure, il se termine par un fascicule de fibres transversales, dont les extrémités vont plonger dans les infundibulum des deux trompes.

Ainsi, sur chacune des parois antérieure et postérieure de la cavité du corps de l'utérus existe un faisceau triangulaire formé spécialement de fibres obliques dirigées en haut et à gauche sur la paroi antérieure, en haut et à droite sur la paroi postérieure, et qui sont continues à leur entrée dans le faisceau, et au point où elles le quittent, à des fibres transversales. Enfin, sur l'une et l'autre paroi, les fibres les plus élevées de ce faisceau forment un relief transversal au niveau des infundibulum, et se terminent, de chaque côté, par une pointe qui semble plonger dans l'orifice de la trompe.

Les fibres qui constituent chaque faisceau triangulaire traversent dans leur trajet oblique ou spiroïde la ligne médiane, et la traversent toutes dans le même sens. Il n'y a pas là d'entrecroisement ; elles ne représentent, en effet, que l'une des branches d'un X. Si l'on veut y admettre un entrecroisement, l'autre branche de l'X serait représentée par les fibres du faisceau triangulaire de la paroi opposée.

Ces faisceaux triangulaires, reconnus par des anatomistes anciens, n'ont été indiqués ni par Mme Boivin, ni par M. Pajot. M. Deville les a décrits d'une manière inexacte, en les comparant au faisceau vertical extérieur (faisceau ansiforme), avec lequel ils n'ont que quelque analogie dans leur constitution intime, mais nulle ressemblance dans leur forme ou leur disposition générale.

Sur les côtés de ces faisceaux triangulaires, et dans toute la hauteur des bords de la cavité du corps de l'utérus, les fibres musculaires ont une direction transversale ; en approchant du milieu de ces parois antérieure et postérieure, les unes subissent une inflexion, pour constituer le faisceau triangulaire, tandis que les autres, bien plus nombreuses, continuent leur trajet transversal, en passant sous ce faisceau. (Planche 7e, 21. 22. 23. 24.)

A l'orifice interne du col, situé au-dessous de l'origine inférieure des faisceaux triangulaires, les fibres transversales, qui existent seules sur les deux parois, ainsi que sur les bords de la cavité, forment un faisceau toujours un peu saillant qui délimite nettement la cavité du corps et la cavité du col. (Planche 7e, C. O. I.) Le volume de ce faisceau annulaire explique la constriction qu'il exerce quelquefois après l'accouchement, et qui devient l'une des causes de la rétention du placenta.

Au fond de l'utérus, c'est-à-dire au-dessus des orifices des trompes, les fibres musculaires, toujours réunies en fascicules très prononcés, forment des arceaux dirigés d'arrière en avant, qui constituent la voûte de la cavité. (Planche 7e, 1. 1'.) Sur les deux parois antérieure et postérieure, elles descendent en passant sous la bande transversale du faisceau triangulaire qui les recouvre. Les plus internes s'entre-croisent sur la ligne médiane de chaque paroi. C'est là le croisement médian le plus considérable que l'on rencontre dans les fibres utérines. (Planche 8e, 1. 2. 3'.) Ces fibres, après s'être ainsi entrecroisées, descendent au-dessous des orifices tubaires, puis, se recourbant en dehors, commencent la série des fibres transversales du corps.

Aux infundibulum des trompes, les fibres sont disposées en anneaux successivement croissants de l'orifice de la trompe à l'évasement de l'infundibulum. (Planche 8e, 2. 2.)

Lorsqu'on examine avec attention ces anneaux, on voit que le même fascicule ne forme pas toujours un anneau complet, mais qu'après un certain trajet, il s'entremêle avec d'autres fascicules qui complètent l'anneau. Cela se voit surtout dans les anneaux les plus étendus, tandis que les plus petits sont formés par le même fascicule. Les anneaux les plus grands continuent en haut la série des fibres antéro-postérieures de la voûte. (Planche 8e, 1. 2'.)

Mme Boivin, décrivant les fibres circulaires des infundibulum, les compare à deux cônes formés d'anneaux successivement croissants, dont les plus grands s'adossent à ceux du côté opposé, sur la ligne médiane des deux parois antérieure et postérieure de la cavité utérine.

Dans l'état de vacuité de l'utérus, sur les parois de la cavité du col existent deux saillies rameuses, appelées arbres de vie, remarquables par leur constante régularité. Dans la gestation, elles prennent beaucoup de développement ; ce sont, en effet, des faisceaux musculaires. Mais en s'hypertrophiant, ces faisceaux perdent de leur régularité. On voit leurs fibres se disperser latéralement et remonter jusqu'à l'orifice interne.

La membrane muqueuse enlevée, cette disposition devient bien plus évidente. On voit les fibres de l'arbre de vie, s'écartant de chaque côté, former avec celles de l'arbre de vie de l'autre paroi des arcades superposées dans toute la hauteur des bords de la cavité du col. (Planche 7e, 31. 30. 29. Planche 8e, 23. 22. 24.)

En bas, près de l'orifice externe, les fibres du col sont presque toutes annulaires, mais ces anneaux ne sont point aussi réguliers que ceux qui forment le pourtour de l'orifice interne. J'ai dit plus haut que les fibres du col ne présentent point une disposition fasciculée aussi régulière que celle du corps de l'utérus.

Telle est la disposition un peu compliquée, mais constante, de la couche musculaire qui forme les parois de la cavité utérine.

Si on enlève successivement les fibres qui la constituent, on voit qu'elles conservent dans une certaine épaisseur du tissu musculaire les mêmes directions qu'à la superficie.

Les faisceaux triangulaires ont une épaisseur assez grande dans presque toute leur étendue. Le cordon de fibres transversales qui les termine en haut, plus mince que le reste du faisceau, est bientôt enlevé par la dissection, et laisse à découvert les fibres qui descendent de la voûte et vont concourir, en se recourbant en dehors, à former les anneaux des infundibulum des trompes. (Planche 9e, 4. 5.)

Les faisceaux triangulaires sont formés dans toute leur épaisseur de fibres obliques qui suivent toutes la même direction. Toujours obliques en haut et à droite sur la paroi postérieure, en haut et à gauche sur la paroi antérieure, et continues à leurs extrémités à des fibres transversales, elles constituent avec elles de longues spirales qui contournent la cavité utérine. (Planche 9e, 17. 12. 10. 11.)

Lorsqu'on a enlevé la couche superficielle des anneaux des infundibulum, on voit les fibres subjacentes conserver la même disposition encore plus nettement accusée. (Planche 9e, 2. 3. 4. 5. Planche 10e, 1. 2. 6.)

Ces anneaux successivement croissants de chaque orifice tubaire à la cavité utérine, viennent s'adosser sur la ligne médiane à ceux de l'autre infundibulum, mais en même temps les fibres de ces anneaux adossés offrent toujours des entrecroisements d'un côté à l'autre. Des fibres qui font partie de la moitié supérieure d'un anneau du côté gauche, traversent la ligne médiane et vont se rendre dans la moitié inférieure d'un anneau de l'infundibulum droit, et réciproquement. (Planche 8e, 1. 2. Planche 9e, 6.)

Ces entrecroisements sont très évidents sur une coupe médiane du fond de l'utérus. J'en ai déjà parlé en décrivant les mêmes fibres qui forment la voûte de la cavité utérine. La couche de ces fibres arciformes de la voûte est très épaisse ; on la suit jusqu'à la couche moyenne du tissu musculaire avec laquelle nous la verrons s'unir.

Lorsqu'on a enlevé en totalité les faisceaux triangulaires des deux parois de la cavité utérine et les fibres transversales qui se continuaient avec eux, on voit les fibres transversales subjacentes se prolonger d'un côté à l'autre, sur le milieu de ces parois, de sorte qu'à la partie moyenne de l'utérus, le plan profond de la couche interne est formé entièrement de fibres annulaires, ou du moins transversales (planche 10e, 5. 7. 8); car on distingue quelquefois un croisement entre les demi-anneaux latéraux sur le milieu de chaque paroi. (Planche 10e, 4.)

A l'orifice supérieur du col, les fibres conservent, dans toute l'épaisseur de la couche interne, la forme annulaire qu'elles présentent superficiellement. (Planche 10e, 12.)

Enfin, il m'a semblé que dans le col, les fibres musculaires offrent, dans presque toute l'épaisseur de la couche interne, la même disposition que les fibres superficielles, c'est-à-dire qu'elles s'élèvent du milieu de chaque paroi et forment des arcs au-dessus des bords de la cavité. (Planche 10e, 10.) Ce n'est que très profondément que ces fibres deviennent tout à fait transversales comme dans la couche musculaire externe, avec laquelle elles vont se confondre. Je n'ai point trouvé dans le col une couche intermédiaire différente de la couche externe. Je ne puis y admettre une couche moyenne analogue à celle que nous verrons dans le corps de l'utérus.

A l'orifice externe du col, les fibres semblent à la fois circulaires et entrelacées entre elles.

Couche moyenne du tissu musculaire.

Lorsque, par la dissection, on a enlevé successivement sur le corps de l'utérus le faisceau ansiforme et ses radiations, les fibres transversales qui, avec ce faisceau, en couvrent le fond et les faces antérieure et postérieure, toutes les fibres enfin qui composent la couche externe, on arrive à un plan dont les fibres ont une disposition toute différente, et dont les faisceaux sont séparés par de larges écartements que traversent des veines. C'est la couche moyenne du tissu musculaire de l'utérus.

C'est dans cette couche moyenne que sont placées les veines utérines si développées vers la fin de la grossesse.

La couche superficielle et la couche moyenne du tissu musculaire utérin ne sont pas séparées l'une de l'autre d'une manière aussi nette que la couche externe et la couche moyenne des ventricules du cœur. Entre ces deux dernières, l'union n'est établie que par un tissu cellulaire serré, par des vaisseaux et par le passage de quelques fibres musculaires de l'une à l'autre. La distinction des deux couches est tranchée.

Il n'en est pas de même des deux couches musculaires utérines. On voit les fibres profondes de la couche externe prendre peu à peu, par une transition graduée, la disposition propre à la couche moyenne. En outre, des fibres nombreuses, des faisceaux mêmes, passent incessamment d'une couche à l'autre. Ce n'est qu'après l'enlèvement de ces lamelles intermédiaires qu'on découvre nettement la couche moyenne, dont l'aspect contraste d'une manière si frappante avec celui de la couche externe.

On peut encore découvrir cette couche moyenne par sa surface profonde, en enlevant toute l'épaisseur de la couche interne. De ce côté, comme du côté externe, point de distinction brusque entre la couche moyenne et la couche qui la revêt. Lorsqu'on enlève successivement tous les faisceaux de la couche interne, on les voit peu à peu perdre leur direction si constante et si régulière, et prendre les directions variées et irrégulières qui appartiennent aux fibres de la couche moyenne.

Dans la région qui répond à l'implantation du placenta, la couche moyenne semble envahir la couche interne amincie, ou presque annihilée. Les fibres de celles-ci s'écartent, en effet, comme celles de la couche moyenne, pour le passage des tissus veineux qui arrivent en ce point jusqu'à la surface interne de l'utérus.

La couche moyenne n'est donc point isolée, ni facile à isoler des couches qui la recouvrent à l'extérieur et à l'intérieur. Les fibres de ces deux dernières couches prennent peu à peu la disposition spéciale aux fibres de la couche moyenne.

Des coupes pratiquées sur l'utérus permettent de reconnaître les rapports de ces trois couches. Ces coupes se voient dans les planches 7e, 8e, 9e et 10e qui représentent la surface interne de l'utérus.

La couche externe forme au moins le tiers de l'épaisseur de la paroi utérine; la couche interne est un peu moins épaisse; de sorte que la couche moyenne, que l'on reconnaît sur la coupe de l'utérus aux larges et nombreuses ouvertures béantes des sinus utérins, occupe à peu près le tiers de l'épaisseur des parois.

Elle prend plus d'épaisseur dans la région qui correspond à l'insertion du placenta. Les sinus veineux sont toujours bien plus développés dans cette région; en outre, ces sinus, traversant la couche interne, lui donnent sur la coupe de l'utérus l'aspect de la couche moyenne. La couche moyenne semble avoir envahi la couche interne. Inférieurement, la couche moyenne s'amincit; les sinus y sont bien moins larges et moins nombreux.

J'ai abordé la dissection de la couche moyenne du tissu musculaire utérin, tantôt par sa surface externe, tantôt par sa surface interne. Il est plus facile de l'étudier à sa surface externe, après avoir enlevé toute la couche superficielle qui la recouvre.

Cette couche moyenne se compose de bandes de largeur variable (planche 5e, fig. 2e, 16. 19. 21. 10. 20. 11. 17) qui se croisent dans toutes les directions; les unes sont transversales, d'autres obliques, quelques-unes longitudinales; de larges trous, que traversent les veines ou sinus, écartent ces bandes les unes des autres, ou séparent les fibres d'une même bande. C'est une intrication très compliquée qui semble, par cette complication même et son apparente irrégularité, se refuser à toute description.

La surface de la couche moyenne est inégale et comme déchirée par la rupture des fibres qu'elle recevait de la couche externe (le ligament ovarique envoie des fibres jusque dans la couche moyenne). Des fibres superficielles de la couche moyenne plongent et disparaissent dans son épaisseur. (Planche 5e, fig. 2e, 8.)

Lorsqu'on examine avec attention la surface de cette couche, après avoir enlevé les débris des fibres qui l'unissaient à la couche externe, on découvre bientôt une disposition très curieuse. C'est à la région qui correspond à l'implantation du placenta que les veines utérines ont le plus de volume; c'est là surtout qu'il faut observer la couche moyenne dans laquelle elles serpentent. La planche 5e, fig. 2e, représente cette région de la couche moyenne.

On remarque que les faisceaux de la couche

moyenne se recourbent en anses autour des veines utérines, et que chaque anse, croisée par un autre faisceau, forme avec lui un anneau complet qui entoure une veine. Une succession de ces anneaux forme un canal à la veine. De grands anneaux ainsi constitués enferment plusieurs veines, dont chacune a dans l'anneau principal ses anneaux spéciaux. (Même figure, 11. 12. 14. 18.)

Quelquefois, un faisceau forme à lui seul un anneau complet. (Même figure, 15.)

Souvent les extrémités de l'anse se croisent en spirale autour du vaisseau. (Même figure, 22. 7. 10.)

Le plus souvent, le faisceau courbé en anse ne forme que la moitié, les deux tiers du cercle ; un autre faisceau vient le compléter, en se croisant avec les extrémités du premier, auquel il s'unit intimement. (Même figure, 11. 12. 14. — 13.)

Quelles que soient ces formes diverses que l'on rencontre toutes en même temps, le résultat est le même. Chaque vaisseau veineux est entouré de fibres contractiles annulaires, et chemine dans une suite de ces anneaux, dans un canal contractile, pendant tout son trajet dans cette couche moyenne.

De là résulte que la contraction du tissu musculaire utérin n'a pas seulement pour effet d'aplatir les vaisseaux veineux, ainsi qu'on l'a toujours enseigné, mais, qu'en outre, chaque veine est comprimée circulairement dans tout son trajet. On conçoit bien mieux encore par cette disposition comment la contraction de l'utérus arrête si rapidement, après l'accouchement, l'écoulement du sang que devraient verser à flots ces énormes veines déchirées par la séparation du placenta. Cette disposition des fibres musculaires autour des sinus utérins n'avait pas été signalée. Mes collègues auxquels je l'ai montrée sur mes préparations en ont constaté la réalité.

Dans la région de l'implantation du placenta, les veines traversent la couche musculaire utérine, en écartant ses fibres ; mais on ne voit plus d'anneaux musculaires autour d'elles.

Des artères, petites et peu nombreuses, si on les compare aux sinus veineux, traversent aussi la couche moyenne, entourées comme eux d'anneaux musculaires ; mais il y a cette diffrence, que les artères sont libres dans les anneaux, auxquels elles n'adhèrent pas, tandis que les veines, réduites à leur membrane interne, adhèrent aux canaux musculaires qui constituent réellement leurs parois.

J'ai pris pour la description de la couche moyenne la région qui correspond à l'implantation du placenta, parce que c'est là que sa texture est le plus caractérisée. On retrouve la même texture dans tout le reste de la couche moyenne ; mais elle y est moins accusée, parce que les vaisseaux, à la présence desquels elle se rattache, y sont moins développés.

Des anatomistes ont comparé la disposition des fibres de la couche moyenne à un réseau, dont les veines traverseraient les mailles. Cette comparaison manque d'exactitude. On y voit bien des fibres qui se croisent en s'unissant les unes aux autres comme les fils d'un réseau, mais l'assimilation des fibres utérines à un réseau ne donne pas l'idée de ces anneaux qui entourent les veines et peuvent les comprimer et les fermer en se contractant.

Lorsque j'ai décrit l'intrication fort compliquée des fibres de la couche externe sur les bords latéraux de l'utérus, j'ai réservé, pour éviter des redites, la description de l'agencement de ces fibres autour des vaisseaux artériels et veineux qui traversent ces bords. Leur disposition autour des veines est exactement la même que celle que je viens de décrire dans la couche moyenne. Chaque veine est entourée d'une suite d'anneaux musculaires. Tantôt, et le plus souvent, un faisceau courbé en anse forme les deux tiers de chaque anneau que complètent d'autres fibres ; tantôt les mêmes fibres forment l'anneau entier, ou s'enroulent en spirales autour de la veine.

Par la disposition identique de leurs fibres, les couches externe et moyenne se confondent à la partie supérieure des bords de l'utérus.

Les branches des artères utérines, très volumineuses à la fin de la grossesse, sont entourées aussi dans les ligaments larges, puis à leur immersion dans la couche musculaire externe, d'anneaux disposés comme ceux qui entourent les veines.

Ces anneaux se continuent dans la couche externe, puis dans la couche moyenne où les artères, en se divisant, diminuent rapidement de volume.

Une gaîne celluleuse très ténue entoure dans tout leur trajet les artères utérines et les isole dans leurs canaux musculaires. De là résulte pour ces vaisseaux une indépendance qui facilite leurs mouvements de dilatation et de retrait. Les veines, au contraire, comme je l'ai dit, réduites à leur membrane interne, adhèrent intimement aux canaux contractiles qu'elles parcourent dans l'épaisseur des parois utérines.

J'exposais tout à l'heure comment, dans la contraction de l'utérus à la suite de l'accouchement, les veines utérines sont comprimées circulairement par leurs canaux musculaires. Les artères doivent être comprimées en même temps et de la même manière. L'épaisseur des anneaux dont les entoure la couche musculaire externe se rapporte sans doute à l'impulsion plus forte du cours du sang dans ces vaisseaux.

Résumé.

Il ne faut pas s'attendre à trouver aux fibres musculaires de l'utérus une disposition invariable. Mais on peut toujours les rattacher à un type général ; les variétés qu'elles présentent ne sont que partielles et secondaires ; au milieu de ces variétés, d'ailleurs peu nombreuses, la disposition que nous présentons comme type est toujours facile à reconnaître. Ce type général sera la formule de la texture musculaire de l'utérus, que M. Sappey déclare manquer jusqu'ici. Pour le faire mieux saisir, je vais donner un résumé rapide de la description qui précède.

On peut rapporter à trois couches le tissu musculaire de l'utérus : une couche externe, une couche moyenne et une interne, qui, malgré leur union intime, sont toujours bien distinctes par la direction différente et bien caractérisée de leurs fibres.

Il est plus facile de comprendre la couche externe, en commençant son examen à la surface postérieure de l'utérus.

Là, on voit naître, au niveau de l'union du corps et du col, un faisceau longitudinal médian dont l'origine est due à des fibres transversales qui se recourbent et remontent pour le constituer. Dans son trajet ascendant derrière l'utérus, il se renforce de fibres semblables qui s'ajoutent à ses bords, et de fibres nouvelles qui commencent dans l'écartement de ses fibres primitives, puis il se recourbe sur le fond de l'utérus, et descend sur sa face antérieure.

De sa courbure sur le fond de l'utérus il a reçu le nom de faisceau ansiforme.

Lorsque ce faisceau, dans son trajet ascendant, est parvenu près du fond de l'utérus, tantôt ses fibres, jusque-là presque parallèles, s'écartent en formant une sorte de gerbe, tantôt une partie de ses fibres croise, en passant d'un côté à l'autre, la ligne médiane. Toujours les fibres latérales du faisceau se dispersent vers les angles utérins, en se mêlant aux fibres transversales du fond. Les fibres moyennes descendent seules sur la face antérieure; là, les unes se relèvent sur les côtés, en forme de draperies, et vont se continuer avec des fibres émanées des ligaments ronds; les autres, réduites à un étroit faisceau médian, descendent jusque vers l'union du corps et du col, puis se recourbent en dehors pour redevenir transversales.

Le faisceau ansiforme est rarement borné à ce plan superficiel à la surface postérieure de l'utérus : il offre un autre plan plus profond, séparé du premier par une couche mince de fibres transversales. Ces deux plans, identiques quant à leur origine, se réunissent toujours en un seul sur le fond de l'utérus; un seul plan, beaucoup plus mince que les deux plans postérieurs, descend devant cet organe.

Le faisceau ansiforme, quelquefois voilé en arrière, dans une grande partie ou dans la totalité de son trajet, par des fibres transversales, couvre au contraire, dans d'autres cas, de ses fibres étalées la face postérieure et tout le fond de l'utérus, et voile les fibres transversales.

Au milieu de ces variétés ce faisceau est toujours bien caractérisé. Sa forme la plus commune derrière l'utérus est celle d'une gerbe, avec des croisements médians peu nombreux. M. Deville a exagéré ces croisements dont il a fait le caractère de ce faisceau longitudinal médian.

Dans la couche externe, les fibres que d'un nom

commun j'appelle transversales, prédominent considérablement sur les fibres longitudinales et forment presque toute son épaisseur. Directement transversales dans la moitié inférieure du corps, plus haut obliquement ascendantes vers les angles, et formant sur le fond de grands arcs transverses, elles se dirigent toutes de la ligne médiane vers les bords. Vers la ligne médiane quelques-unes se continuent, en se recourbant, dans le faisceau ansiforme, sur l'une et l'autre face de l'utérus ; d'autres, en arrière, le recouvrent d'une couche mince de hauteur variable ; toutes les autres passent sous ce faisceau, et se continuent d'un côté à l'autre, en subissant fréquemment un léger entrecroisement médian.

En dehors, des émanations superficielles de ces fibres transversales se prolongent dans les ligaments larges, sur les trompes et dans les ligaments ronds et ovariques.

Dans le ligament large, elles forment une doublure très mince à chacun de ses feuillets séreux et des gaînes aux vaisseaux artériels et veineux ; sur la trompe, une enveloppe de fibres longitudinales que l'on peut suivre jusqu'au pavillon, qu'elles attachent à l'ovaire.

Ces émanations, enfin, forment les ligaments ronds et ovariques, dans lesquels se prolongent aussi des fibres des plans plus profonds de l'utérus.

Sous ces expansions superficielles, les fibres transversales, arrivées aux bords latéraux, se recourbent en anses, et passent d'une face de l'utérus à l'autre, sans rester dans le même plan. Superficielles en avant, elles deviennent profondes en arrière, et réciproquement. Dans leur trajet sur les bords de l'utérus, elles rencontrent les artères et les veines, qu'elles entourent d'anneaux contractiles.

Les fibres transversales du fond de l'utérus descendent en convergeant vers les angles, forment des anneaux semblables autour des vaisseaux sanguins, nombreux en cette région, et plus bas vont, en se recourbant, se réunir aux fibres transversales du corps. Dans ce trajet descendant, elles se croisent souvent d'avant en arrière.

Dans le col, les fibres sont généralement transversales, cependant un peu obliques en bas et en dedans, et souvent entrecroisées sur la ligne médiane ; elles envoient des expansions en dehors dans les ligaments larges, en arrière dans les ligaments utéro-sacrés, quelquefois en avant dans les ligaments utéro-vésicaux.

La couche musculaire interne présente moins de variétés que la couche externe.

Elle est essentiellement formée de fibres transversales depuis l'orifice interne du col jusqu'un peu au-dessous du niveau des ouvertures des trompes. Toutefois, sur le milieu de chacune des parois antérieure et postérieure, est un large et épais faisceau de fibres ascendantes, faisceau de forme triangulaire, dont la base s'étend de l'un à l'autre orifice tubaire, et dont le sommet descend près de l'orifice interne du col.

Ce faisceau doit son origine en bas à des fibres transversales qui, en se recourbant, s'accollent à l'un de ses bords, remontent obliquement dans le faisceau, et émergent plus haut de son bord opposé, décrivant ainsi un trajet spiroïde sur chaque paroi de la cavité utérine. Il est à remarquer que c'est au bord gauche du faisceau postérieur que s'ajoutent successivement les fibres d'origine, et qu'elles émergent plus haut de son bord droit : tandis que le faisceau antérieur reçoit les fibres d'origine à son bord droit, et qu'elles émergent en haut de son bord gauche. Les fibres des faisceaux triangulaires décrivent ainsi un trajet inverse sur les deux parois, et croisent en sens opposé la ligne médiane. Ces faisceaux ne sont point analogues, comme le dit M. Deville, au faisceau ansiforme de la couche externe. Tout au plus, pourrait-on dire que chacun d'eux en représente la moitié, et seulement encore quant au croisement médian.

A cette direction générale des fibres du faisceau triangulaire ne font exception que les fibres peu nombreuses qui forment sa base, et qui, par une pointe aiguë, vont plonger dans l'un et l'autre orifice tubaire.

Sur les bords de la cavité utérine et sur chaque paroi, en dehors du faisceau triangulaire, les fibres ont une direction transversale ; elles sont assez régulièrement annulaires. Quelques-unes, toutefois, en approchant du faisceau triangulaire, se recourbent pour concourir à sa formation, ou se continuer avec les fibres qui en émergent ; les autres, bien plus nombreuses, passent sous lui, continuant leur trajet circulaire.

A l'orifice interne du col est un faisceau annulaire très ferme et toujours un peu saillant.

Les orifices des trompes sont entourés de faisceaux annulaires régulièrement croissants de l'ouverture étroite de la trompe, à l'évasement de l'infundibulum ; les deux groupes de ces faisceaux s'adossent sur le milieu de chacune des parois antérieure et postérieure, en entrecroisant leurs plus grands anneaux, entrecroisement médian, constant et considérable qui avait échappé à M. Deville.

Ces grands anneaux des infundibulum forment par leur moitié supérieure des arcs antéro-postérieurs qui constituent la voûte de la cavité utérine ; par leur moitié inférieure, ils commencent la série des fibres transversales circulaires. De leur entrecroisement médian résulte que tel de leurs faisceaux appartient en haut, au côté droit de la voûte ; en bas, aux fibres transversales du côté gauche du corps, et réciproquement.

Dans le col, sur le milieu de chaque paroi, est le faisceau musculaire ramifié de l'arbre de vie, dont le tronc descend jusqu'à l'orifice externe, et dont les branches, se déversant latéralement forment une série d'arcades sur les bords de la cavité du col. Plus profondément, les fibres de la couche interne deviennent annulaires ; à l'orifice externe, les fibres sont circulaires et entrelacées entre elles.

Dans la région de la cavité utérine où était implanté le placenta, la disposition régulière de la couche musculaire interne est toujours dérangée par le passage des sinus utérins qui en écartent les fibres.

La couche musculaire moyenne reçoit et renferme les sinus utérins, d'où le nom de couche vasculaire que lui ont donné des anatomistes. Fort distincte des deux autres couches, auxquelles elle est d'ailleurs intimement unie, elle est formée presque entièrement de séries d'anneaux musculaires, dont la texture si remarquable et si évidente n'avait point été jusqu'ici décrite. Ces anneaux, par leur succession, constituent des canaux qui contiennent les veines utérines, véritables parois de ces larges vaisseaux qui sont réduits, dans l'utérus, à leur mince membrane interne.

La texture de la couche musculaire moyenne est la même dans tout le corps de l'utérus ; elle se manifeste surtout dans la région qui correspond à l'insertion du placenta, là où les sinus sont bien plus développés. Cette couche moyenne n'est pas distincte dans le col utérin.

Sur les bords de l'utérus, la couche musculaire externe, traversée par les artères qui arrivent à cet organe et par les grosses veines qui en émergent, forme à ces deux ordres de vaisseaux de canaux constitués par des fibres annulaires, comme les canaux de la couche moyenne du tissu musculaire.

Texture intime des faisceaux musculaires utérins.

Il me reste à examiner la constitution intime des faisceaux musculaires utérins, dont j'ai cherché jusqu'ici à découvrir le trajet, l'entrelacement, la réunion en faisceaux plus considérables, en plans superposés.

La détermination de ce point d'anatomie de texture est fort difficile. Les fibres musculaires utérines sont des fibres lisses. L'association des fibres lisses primitives en fascicules, celle de ces fascicules en faisceaux, diffèrent beaucoup du mode de réunion des fibres striées qui forment les muscles extérieurs et certains organes, tels que la langue et le cœur, plus compliqués dans leur texture que les muscles de l'appareil locomoteur.

Il faut noter que l'utérus ne contient pas de tissu fibreux, autre que la couche extérieure très mince dont j'ai parlé. Entre les plans musculaires, entre les faisceaux, les fascicules, entre les fibres elles-mêmes, on ne retrouve que du tissu cellulaire ou connectif, rare, aréolaire ou filamenteux.

Les fibres musculaires utérines, molles ou lamelleuses, telles que la dissection les montre à la vue simple, ne sont point aussi distinctes les unes des autres dans un cordon ou dans un fascicule, que les fibres striées d'un muscle de l'appareil locomoteur ; elles semblent collées ensemble ; elles passent souvent d'un fascicule dans un autre fascicule. On ne suit pas longtemps dans un même fascicule le trajet d'une fibre : on a de la peine à saisir le commencement et la fin d'une même fibre, parce qu'elle disparaît en s'enfonçant entre les fibres voisines.

Il est cependant certains faisceaux où l'analyse anatomique semble présenter moins de difficultés.

Tel est le plan musculaire qui se rend à l'ovaire ou qui en procède. Partant de l'ovaire, ce plan nommé ligament ovarique, se porte à l'utérus sur lequel ses fibres s'étalent en rayonnant. A mesure qu'il s'applique sur l'utérus, son volume augmente, ses fibres se multiplient. Les fibres primitives du faisceau, fixées à leur origine sur la membrane albuginée de l'ovaire, s'écartent les unes des autres, et des fibres nouvelles naissent dans leurs écartements. Ces fibres nouvelles ne paraissent pas résulter d'une division des fibres primitives, mais commencent par une pointe aiguë dans le tissu connectif interfibrillaire. Ce tissu connectif intermédiaire aux fascicules, remplit le rôle des aponévroses qui s'épanouissent dans l'épaisseur d'un muscle, et reçoivent sur leurs lames l'implantation des fibres striées.

On peut faire la même remarque sur le faisceau ansiforme, dans son trajet à la surface postérieure de l'utérus. Les fibres qui le composent ne proviennent pas toutes de fibres transversales. On voit, dans tout son trajet ascendant, des fibres nouvelles naître dans les intervalles de ses fibres primitives et grossir son volume.

Même disposition dans le faisceau musculaire appelé ligament rond. On saisit d'un coup d'œil la différence entre son volume, lorsqu'il est contenu dans le ligament large, et le volume de ses nombreuses expansions à la surface de l'utérus et dans ses couches profondes. C'est à l'addition de fibres nouvelles qu'est dû son développement si considérable

Cette addition de fibres nouvelles dans les intervalles des fibres d'un faisceau, si facile à constater dans les faisceaux rayonnants, existe dans tous les faisceaux utérins. Elle se combine avec une autre disposition également constante, sans laquelle les faisceaux augmenteraient incessamment de volume.

Que, dans un faisceau quelconque, on soulève avec la pointe d'un scalpel, ou avec une pince fine à becs recourbés et tranchants, une lamelle aussi ténue que possible, et qu'on la détache dans le sens de la longueur du faisceau, on ne pourra prolonger bien loin son isolement. Elle se rompra après un trajet de quelques millimètres ou d'un à deux centimètres.

Généralement, la cause de la rupture sera l'entrelacement de la lamelle avec d'autres lamelles ou fascicules; mais, bien souvent aussi, on voit la lamelle commencer et finir par une pointe aiguë entre les fibres voisines, comme on voit si facilement dans les faisceaux rayonnés des fibres naître dans l'écartement d'autres fibres.

Ainsi un fascicule n'est pas composé, comme dans les muscles striés, par l'accollement de fibres parallèles juxta-posées, implantées à leur deux extrémités sur des tissus albuginés. Un fascicule utérin est formé par l'assemblage et la succession de fibres qui commencent et se terminent à divers points de la longueur du fascicule, et dont chacun n'a que bien peu d'étendue.

On peut prendre une idée, quoique bien imparfaite, de la succession de ces fibres très courtes dont l'assemblage compose un fascicule utérin, en examinant certains muscles extérieurs. Ainsi, le sacro-lombaire est formé, dans ses portions dorsale et cervicale, d'une série de faisceaux disposés en étages, dont chacun commence au-dessus de l'origine du faisceau précédent, et dépasse en hauteur sa terminaison. De même encore, les muscles pennés et semi-pennés de la jambe sont composés de fibres obliques insérées successivement aux expansions des tendons d'origine et de terminaison du muscle, et dont chacune est bien loin d'avoir la longueur du corps charnu de ce muscle.

Mais si la disposition des faisceaux de ces muscles

présente quelque chose d'analogue à l'agencement des fibres successives qui constituent un faisceau musculaire utérin, rien dans leur structure ne peut donner l'idée de l'origine des fibres nouvelles dans l'écartement des fibres primitives d'un faisceau, et de la terminaison des fibres entre les fibres voisines avec lesquelles elles sont entremêlées. Les fibres lisses du tissu musculaire utérin et les fibres striées des muscles extérieurs diffèrent essentiellement sous ce rapport.

Si l'on se rappelle que, dans les plans musculaires utérins, de nombreux fascicules se continuent d'un faisceau dans un autre faisceau, on conçoit que certains fascicules, composés de la succession de fibres souvent très courtes, peuvent avoir une très grande longueur. Ainsi, pour en citer un exemple, des cordons ou fascicules qui ont déjà pu parcourir une partie de la circonférence de l'utérus, remontent sur sa surface postérieure dans le faisceau ansiforme, en suivent toute la longueur, contournent le fond de l'utérus, et redescendent en avant pour reprendre une direction transversale. On pourrait dire que certains fascicules recourbés plusieurs fois en anses, et passant successivement dans plusieurs faisceaux, n'ont en quelque sorte ni commencement ni fin. Mais les fibres qui constituent ces fascicules sont bien loin d'avoir une telle longueur : elles se succèdent en se mêlant, en s'entrelaçant entre elles. A mesure que des fibres cessent, de nouvelles fibres les remplacent.

Dans cet aperçu de la structure de ces faisceaux et fascicules musculaires utérins, je ne me suis occupé que des fibres que la dissection peut isoler, et que la vue simple fait apercevoir nettement.

L'analyse microscopique montre comme fibrilles élémentaires des fibres fusiformes d'une excessive brièveté ($0^{mm},20$ à $0^{mm},32$, suivant Kölliker), même après l'accroissement qu'elles ont acquis dans l'utérus gravide. Il est remarquable que la disposition relative de ces fibrilles élémentaires est semblable à celle des fibres que la dissection fait reconnaître et qu'elles forment par leur agglomération. Les fibres microscopiques si courtes, si ténues, se succèdent et se remplacent dans la constitution d'une fibre visible à l'œil nu, comme ces dernières, par leur succession, composent un fascicule.

Déductions physiologiques et pathologiques.

Les notions anatomiques que nous avons exposées sur le tissu musculaire de l'utérus peuvent-elles fournir quelques lumières sur le mécanisme des mouvements que cet organe exécute dans l'accomplissement de ses fonctions ?

L'utérus, dans l'accouchement, pendant chacune des contractions intermittentes que l'on désigne sous le nom de douleurs, se resserre à la fois dans toute son étendue. Le col se contracte en même temps que le corps ; on le constate par le toucher et l'exploration simultanée de l'abdomen. Cette contraction énergique resserre la cavité, et presse dans tous les sens, mais surtout de haut en bas, le corps de l'enfant qu'elle renferme. L'anneau de l'orifice externe du col cède à la distension que lui impriment ces efforts réitérés ; il s'étend ou se déchire.

La disposition des fibres musculaires utérines nous montrera comment elles associent leur action dans un effort commun.

Le faisceau ansiforme et les fibres transversales de la couche externe, courbées en arcs sur le fond de l'utérus, les fibres de la couche interne dont les arcs antéro-postérieurs forment la voute de la cavité ; toutes ces fibres qui constituent le fond de l'utérus, descendent dans l'épaisseur de ses parois. Leur contraction simultanée doit nécessairement resserrer et abaisser le fond de l'organe.

Le fond de l'utérus en est la partie la plus puissante. C'est là que les parois ont le plus d'épaisseur.

Le corps contenu dans sa cavité sera poussé énergiquement en bas sur le col, dont l'anneau ne peut opposer qu'une faible résistance.

Les fibres transversales courbées en anneaux autour de l'utérus, dans ses deux couches externe et interne, depuis les angles supérieurs jusqu'au col, resserrent la cavité ; leur contraction combinée avec celle des fibres de la voûte, doit concourir à l'expulsion du produit.

Il n'existe pas de fibres longitudinales qui viennent tirer en haut l'anneau du col et le dilater, en même temps que la tête de l'enfant, poussée par le resserrement de la cavité, tend à s'y engager. La résistance de l'anneau est vaincue par une force supérieure, au moment même où il se contracte avec toutes les fibres utérines.

L'entrecroisement des fibres sur la ligne médiane, la direction différente des fibres dans les plans superposés, les croisements fréquents des fibres d'un même plan, augmentent la résistance des parois, et peuvent expliquer la rareté de leur rupture, pendant leurs violentes contractions, luttant contre un obstacle insurmontable, tel que l'impossibilité du passage du fœtus à travers un bassin rétréci.

Je me borne à ces indications sommaires.

J'ai décrit les canaux que forment aux sinus utérins les fibres de la couche musculaire moyenne, et j'ai dit que ces canaux semblent destinés à prévenir ou à arrêter par leur contraction les hémorrhagies, à la suite du décollement du placenta. Je reviens sur ce point.

Ces hémorrhagies sont essentiellement veineuses. Les énormes veines béantes à la surface interne de l'utérus, après la séparation du placenta, en sont la source évidente. Les branches artérielles, déchirées en même temps que les veines, sont trop petites pour fournir seules les flots de sang qui s'échappent quelquefois en peu d'instants des parois de l'utérus en état d'inertie.

Les sinus utérins, canaux veineux sans valvules, communiquent tous ensemble. Le sang qui circule dans ces larges canaux peut s'écouler en totalité par les orifices de quelques sinus déchirés. C'est la masse du sang apporté à l'utérus par les artères ovariques et utérines. De plus, le sang veineux peut refluer de la veine cave dans les veines ovariques, et des veines hypogastriques dans les veines utérines. Les veines utérines et ovariques, si développées dans la grossesse, sont dépourvues de valvules. Les sinus utérins versent à la fois par leurs ouvertures béantes le sang que les artères apportent à l'utérus, et le sang qui, des grosses veines centrales, reflue dans leur cavité par un mouvement rétrograde.

Ce n'est qu'ainsi que peuvent se concevoir ces pertes énormes de plusieurs livres de sang en quelques minutes.

Le seul obstacle à l'hémorrhagie, c'est la contraction énergique et permanente de l'utérus qui comprime et ferme les vaisseaux. Aussi cherche-t-on par tous les moyens possibles à la provoquer et à la rendre durable.

L'aplatissement des vaisseaux veineux utérins entre les plans musculaires contractés a paru expliquer l'arrêt de l'écoulement du sang.

On comprend bien mieux la suspension de son écoulement par la contraction permanente de ces fibres annulaires qui forment des canaux à tous les sinus, dans la couche moyenne du tissu musculaire de l'utérus, en même temps que les anneaux puissants qui entourent les artères interrompent par leur contraction l'abord du sang dans ces vaisseaux.

Il arrive quelquefois que la contraction spasmodique de quelques anneaux de la couche interne du tissu musculaire de l'utérus s'oppose à la sortie du placenta. C'est ce qu'on appelle son enchatonnement.

Il est deux genres d'enchatonnement dont la disposition des fibres musculaires de l'utérus rend parfaitement compte. J'ai observé l'un et l'autre.

Le premier, c'est le plus commun, est dû à la contraction de l'anneau très épais qui forme le contour de l'orifice interne du col. Cet anneau, que l'on trouve constamment sur le cadavre, plus résistant que les faisceaux qui l'avoisinent, fait toujours une saillie appréciable sur la paroi utérine. On conçoit facilement que sa contraction spasmodique prolongée retienne le placenta dans la cavité du corps.

Il est un autre mode d'enchatonnement du placenta qu'explique encore très bien la disposition des fibres utérines. C'est sa rétention dans l'un des infundibulum des trompes. L'infundibulum est fréquemment le siége de l'implantation du placenta. Le placenta peut y être renfermé par la contraction de quelques-uns des anneaux de la base de l'infundibulum. Il est alors contenu dans une poche qui communique avec la cavité utérine par un orifice étroit que traverse le cordon ombilical. Cet orifice est situé très haut, sur l'un des côtés de la cavité utérine.

Ce genre d'enchatonnement est rare. Levret en rapporte avec beaucoup de détails un exemple dans son *Traité des accouchements laborieux*.

Cependant quelques accoucheurs rejettent ce genre d'enchatonnement.

M. Moreau (*Traité d'accouchements*, t. II, p. 409) ne paraît pas l'avoir observé, et ne l'admet que sur la foi de Levret.

M. Cazeaux (*Traité d'accouchements*, p. 966) l'admet sous le nom d'enchatonnement par enkystement, mais n'explique pas le mécanisme de sa formation.

M. Negrier (*Considérations sur les fonctions du col utérin*, 1846) n'admet pas d'autre cause d'enchatonnement que le resserrement de l'orifice interne du col. Il pense que les cas où l'on a cru que la loge qui renfermait le placenta était constituée par les parties latérales de la cavité utérine, ont été mal observés, que la loge était toujours formée par la totalité de la cavité du corps, et que c'était toujours l'orifice interne contracté qui formait l'obstacle.

Une telle opinion ne peut se soutenir. Il est impossible de confondre ces deux genres d'enchatonnement.

M. Jacquemier (*Traité d'accouchements*, t. II) décrit l'enchatonnement signalé par Levret : il le regarde comme très rare ; mais on ne saurait, dit-il, le révoquer en doute. Il l'attribue, avec raison, à la contraction de quelque anneau musculaire de la base de l'infundibulum, qui transforme cet infundibulum en une poche où est enfermé le placenta.

La rareté de ce genre d'enchatonnement et les discussions dont il a été le sujet, m'engagent à rapporter le fait que j'ai observé, il y a quelques années, et qui est tout à fait semblable à celui de Levret.

1re Observation.

Je fus appelé, en décembre 1850, à donner des soins à Mme J..... pendant son premier accouchement. Mme J..... était âgée de 22 ans, d'une taille moyenne, d'une bonne constitution.

L'accouchement n'offrit, au début, rien de particulier. La tête se présentait en première position du sommet, la dilatation du col se fit facilement. La tête était descendue dans l'excavation du bassin, lorsque la poche des eaux vint à se rompre. Alors les contractions utérines, jusque là bien soutenues, se ralentirent, puis cessèrent presque entièrement. Il n'y avait plus que quelques douleurs faibles et sans effet. Trois heures se passèrent sans reprise du travail. Un gramme vingt centigrammes de seigle ergoté fut donné sans produire aucun effet appréciable.

Le col s'était peu à peu effacé ; la tête occupait l'excavation du bassin ; son mouvement de rotation était à peu près achevé ; l'enfant exécutait encore quelques mouvements. Des contractions utérines, faibles et pénibles, survenaient à de longs intervalles, et n'avaient d'autre effet que de fatiguer la malade. Le seul moyen de sauver la vie de l'enfant parut être l'emploi du forceps. L'application en fut facile ; mais l'extraction de l'enfant fut pénible, à cause du volume de la tête et de la résistance des parties externes de la génération, resserrées et peu dilatables. L'enfant fut extrait mort ; sans doute il mourut pendant la durée un peu longue de son extraction.

Il ne s'écoula qu'une petite quantité de sang : l'utérus restait volumineux et ne se débarrassait pas du placenta. Des tractions exercées doucement sur le cordon quelque temps après la sortie de l'enfant ne provoquant point la descente du placenta, j'introduisis la main dans le vagin, puis dans l'utérus, et je fus très surpris de trouver cet organe entièrement vide. Suivant toujours le cordon, je reconnus que celui-ci s'enfonçait dans une ouverture arrondie, à bord très mince, qui admettait à peine l'extrémité du doigt. Cette ouverture était placée à droite, et très haut, près du fond de l'utérus.

Je reconnus de suite l'enchatonnement. Le placenta était enfermé dans une loge communiquant avec la cavité utérine par cette ouverture étroite. La main gauche appliquée sur le ventre embrassait cette loge qui formait une grosse tumeur sur le côté droit de l'utérus.

La poche dans laquelle le placenta était enchatonné, s'était évidemment formée immédiatement après la sortie de l'enfant. Le placenta, contenu dans l'infundibulum droit, y était enfermé par la contraction de quelques faisceaux annulaires de la base de cet infundibulum.

Je pensai qu'il était urgent d'extraire le placenta en dilatant l'ouverture de la poche dans laquelle il était enchatonné, pendant que la laxité de tout le reste des parois de l'utérus permettait à la main de séjourner et de se mouvoir dans sa cavité. Il était impossible de savoir combien de temps durerait cette contraction spasmodique partielle ; et, si elle se prolongeait, l'introduction de la main deviendrait plus tard bien difficile.

J'introduisis un doigt dans l'ouverture de la poche qui contenait le placenta ; je l'agrandis un peu en pressant sur son pourtour, et je pus successivement y introduire tous les doigts, l'anneau contracté cédant sans beaucoup de difficulté à une distension soutenue. Je pus alors décoller le placenta, suivant le procédé ordinaire et en faire l'extraction.

Le placenta extrait, la poche se resserra aussitôt, et cessa d'être, à l'extérieur, distincte du reste du globe utérin.

Pendant toute la durée de cette manœuvre, qui ne fut nullement douloureuse, il ne s'écoula que très peu de sang.

Les suites de l'accouchement furent très simples.

Mme J.... a eu trois autres grossesses. Les accouchements ont été faciles; la délivrance n'a rien offert de particulier, l'enchatonnement du placenta ne s'est pas reproduit.

2e Observation.

Voici un autre exemple d'enchatonnement du placenta; mais dans celui-ci l'obstacle était à l'orifice supérieur du col.

En janvier 1852, j'assistai Mme V... à son second accouchement. Mme V... est grande et robuste. Le sommet de la tête se présentait en quatrième position (Baudelocque), position occipito-iliaque droite postérieure. Le mouvement de rotation de la tête s'opéra facilement : l'occiput se tourna directement en arrière. L'accouchement qui jusque-là marchait assez bien, cessa de faire des progrès ; la tête, arrivée au détroit inférieur, n'avançait plus ; les contractions utérines, assez bien soutenues jusqu'à ce moment, se ralentirent. Quelques heures s'écoulèrent ; un plus long retard pouvait mettre en péril la vie de l'enfant. La position de la tête devait nécessairement rendre sa sortie plus difficile.

J'eus recours au forceps. La tête qui était volumineuse fut extraite sans beaucoup de peine. L'enfant était à demi-asphyxié, la tête déformée et congestionnée ; mais bientôt la respiration s'établit.

La délivrance tardant à s'opérer, malgré quelques tractions légères sur le cordon, j'introduisis la main dans l'utérus qui était resté volumineux. Je ne trouvai point le placenta près de l'orifice externe ; la cavité du col était vide. J'arrivai, en suivant le cordon, à une ouverture arrondie dans laquelle il pénétrait, à huit centimètres environ au-dessus de l'orifice externe. Cette ouverture, dans laquelle le doigt entrait facilement, était placée sur la ligne médiane, dirigée en haut, et entourée d'un bord très épais, faiblement contracté. Il me fut facile de dilater cette ouverture par l'introduction successive de plusieurs doigts, et d'extraire le placenta qui était entièrement décollé, et dont la sortie n'était empêchée que par le resserrement de l'orifice de la cavité qui le contenait. Cet orifice était évidemment l'orifice interne du col ; le placenta était enchatonné dans la cavité tout entière du corps de l'utérus, et non dans une loge formée par une partie de cette cavité.

Au moment où j'opérai l'extraction du placenta, l'utérus était plus revenu sur lui-même que chez Mme J... qui fait le sujet de l'observation précédente ; ses parois étaient plus épaisses ; le globe utérin, régulièrement conformé, ne présentait point une poche distincte à l'extérieur ; la cavité utérine au-dessus de l'orifice resserré avait peu de hauteur; cet orifice était un peu au-dessus du pubis, tandis que chez Mme J... l'ouverture de la poche qui renfermait le placenta était presque au niveau de l'ombilic, près du fond de l'utérus et dirigée latéralement.

EXPLICATION DES PLANCHES.

La planche 1re, la figure 1re de la planche 2e, les planches 3e et 4e, la figure 1re de la 5e planche et la 6e planche ont été prises sur le même utérus, en 1851 et 1852.

Cet utérus était très volumineux ; son tissu n'offrait aucune altération ; la mort avait eu lieu le lendemain de l'accouchement.

Les dessins reproduisent exactement les dimensions de cet utérus un peu réduit par son immersion longtemps prolongée dans l'eau acidulée.

Les autres planches représentent également les pièces à leur grandeur réelle.

PLANCHE Ire.

Surface postérieure de l'utérus.

Le péritoine a été enlevé dans toute l'étendue de cette surface, ainsi que la membrane fibreuse subjacente qui lui adhérait intimement. Quelques fibres musculaires qui s'inséraient à la face profonde de cette membrane fibreuse ont été enlevées avec elle.

La lame péritonéale postérieure des ligaments larges a été également enlevée, jusque vers leur bord externe, puis la dissection a isolé les faisceaux musculaires de l'utérus intimement unis entre eux.

L. L. Ligaments larges tendus en travers.
T. T. Trompes de Fallope.
O. O. Ovaires soulevés, ainsi que les trompes.
R. Rectum.
V. Vagin.

Les fibres musculaires superficielles de la surface postérieure du corps de l'utérus peuvent être rapportées à deux directions principales. Les unes, obliques ou transversales, se dirigent de la ligne médiane aux bords de l'organe, ou convergent vers le ligament de l'ovaire; les autres fibres, médianes, remontent vers le fond de l'utérus, le contournent et se prolongent en descendant sur sa face antérieure. Cette courbure sur le fond de l'utérus a fait donner à ces fibres le nom de faisceau ansiforme.

Le faisceau ansiforme est formé ordinairement de deux plans superposés : le plan superficiel est seul représenté dans cette planche.

Ce plan superficiel se partage ici en deux branches en approchant du fond de l'utérus. (2.) branche droite; (8. 4.) branche gauche. Toutes deux émettent en dehors quelques fibres qui se recourbent et deviennent transversales. Dans leur écartement se voient (5.) des fibres transversales qu'elles croisent en se portant sur le fond de l'utérus.

En dehors de la branche droite paraissent (1.) des fibres verticales, qui jusque-là plus profondes, appartenant au plan profond du faisceau ansiforme, deviennent superficielles et se joignent à cette branche.

Cette branche droite du faisceau ansiforme (2.) se continue en bas (11. 13.) avec des fibres transversales qui se rendent au bord gauche de l'utérus et au ligament de l'ovaire gauche; prolongée d'autre part en haut par des fibres qui se recourbent en dehors et se rendent au bord droit de l'utérus, elle traverse la ligne médiane, en présentant le croisement signalé par M. Deville.

Un faisceau mince de cette branche a été coupé (9.) pour laisser voir les fibres obliques sous-jacentes.

La branche gauche du faisceau ansiforme (4. 8. 12.) est un peu plus profonde en bas, où son origine est couverte par des fibres transversales qui se rendent d'un ligament ovarique à celui du côté opposé (14. 19.). Elle semble en descendant s'entrecroiser en X avec la branche droite.

(17. 17.) Ligaments de l'ovaire, divisés l'un et l'autre en deux faisceaux principaux. L'un (16.) ascendant, s'étale sur les bords et la partie la plus élevée de la face postérieure du corps de l'utérus, et devient l'origine ou la terminaison de beaucoup de fibres transversales ou obliques. L'autre (17. 18.) transversal, s'irradie sur la partie inférieure du corps de l'utérus. Celui du côté gauche se continue par des fibres transversales recourbées en haut (11. 13.) avec le faisceau ansiforme.

(19. 14.) Jonction sur la ligne médiane, avec entrecroisement des fibres transversales des ligaments ovariques.

(15.) Entre les deux branches ou racines de chaque ligament ovarique, fibres obliques qui se rendent au bord de l'utérus, sans se continuer avec ce ligament, et qui, d'autre part, s'étalent sur la face postérieure de l'utérus (3.) où nous les verrons se continuer la plupart avec celles du côté opposé, sous le faisceau ansiforme, ou entre ses deux plans.

Quelques-unes de ces fibres (3'.) qui remontent vers la ligne médiane, paraissent aller plus loin concourir à la formation du faisceau ansiforme.

Sur cet utérus le plan superficiel du faisceau ansiforme n'offrait pas la disposition d'une gerbe, que j'ai dit être la forme habituelle de ce faisceau. Cette disposition se retrouvait dans le plan profond du même faisceau représenté dans la 4e planche.

(7. 7) Fibres obliques qui descendent du fond de l'utérus sur ses bords, entre le ligament de l'ovaire et la trompe. (6.) Passage de ces fibres sous le plan superficiel du faisceau ansiforme. (5.) Continuité de ces fibres sur la ligne médiane, entre les deux branches de ce faisceau.

(10.) Fibres transversales plus profondes, vues dans un écartement des fibres ascendantes et des fibres obliques superficielles.

Les fibres transversales que cette planche ne montre que partiellement, parce qu'elles sont, sur le milieu de l'utérus, couvertes par le faisceau ansiforme, constituent sur le fond de cet organe de grands arcs dont les extrémités descendent sur ses bords. Un grand nombre de ces fibres se continuent dans le faisceau supérieur du ligament de l'ovaire, d'autres, peu nombreuses, sur la trompe. La majeure partie de ces fibres transversales du fond de l'utérus descendent entre la trompe et ce ligament, et entre les deux faisceaux de celui-ci, et plongent profondément dans les bords de l'organe. Ces fibres arquées forment évidemment la plus grande partie de la couche externe du tissu musculaire au fond de l'utérus.

Dans l'épaisseur des ligaments larges, sous la lame séreuse postérieure, large plan (21.) de fibres musculaires transversales, molles et minces, dont les plus élevées s'insèrent en dehors à l'ovaire. La terminaison externe des fibres suivantes n'est pas ici visible. De larges aréoles (20. 20.) séparent souvent ces fibres. Sur la ligne médiane, ces fibres plus condensées se continuent d'un côté à l'autre en s'unissant aux fibres transversales du col qu'elles recouvrent. Elles présentent en même temps une sorte d'entre-croisement.

En bas (22.), deux faisceaux se détachent des fibres transversales du col, et vont former les ligaments recto-vaginaux (23.) décrits par Mme Boivin, faisceaux musculaires que recouvre le péritoine et dont les fibres s'entrelacent avec les fibres musculaires du rectum.

PLANCHE IIe. — FIGURE Ire (1).

Bord supérieur ou fond de l'utérus.

Cette figure représente la couche superficielle des fibres musculaires du fond de l'utérus, mises à découvert par l'enlèvement du péritoine et de la membrane fibreuse sous-jacente.

O. O. Ovaires.
T. T. Trompes.

(2.) Branche droite du faisceau ansiforme (représentée planche 1re. 2.)

(6.) Division de cette branche qui se dévie à droite, et va constituer des fibres transversales sur la moitié droite du fond de l'utérus.

(16.) Division de cette branche droite qui se dévie à gauche, passe sous la branche gauche (8. 4.) de ce même faisceau ansiforme, et va constituer des fibres transversales sur la moitié gauche du fond de l'utérus.

(1.) Faisceau plus profond (1. planche 1re.) couvert plus bas par des fibres transversales émanées de la branche droite du faisceau ansiforme, et qui vient sur le fond de l'utérus renforcer cette branche (17.)

(9.) Petit faisceau de la branche droite coupé (9. planche 1re.)

(3. 3.) Fibres obliques de la face postérieure de l'utérus (planche 1re. 3. 3'.), qui se recourbent en haut

(1) Cette figure et celle de la planche 1re ayant été prises sur le même utérus, les mêmes fibres, représentées dans les deux dessins, sont désignées ici à la fois dans l'un et dans l'autre.

et semblent concourir des deux côtés à la formation du faisceau ansiforme.

(18.) Fibres transversales qui s'ajoutent à ce faisceau ansiforme sur le fond de l'utérus.

(11.) Branche droite du faisceau ansiforme, qui se continue, en descendant sur la face postérieure de l'utérus, avec des fibres transversales qui se rendent au bord gauche de cet organe (11. planche 1re.)

(13. 8. 4.) Branche gauche du faisceau ansiforme (12. 8. 4. planche 1re.)

(5.) Fibres transversales apparentes dans l'écartement de ses deux branches. (5. planche 1re.)

(10.) Fibres transversales visibles entre la branche gauche du faisceau ansiforme et des fibres obliques qui descendent au bord gauche de l'utérus (10. planche 1re.)

(23. 22. 21.) Fibres de cette branche gauche qui se détournent successivement en dehors, et deviennent transversales sur la moitié gauche du fond de l'utérus.)

(15. 15.) Fibres transversales, qui descendent en arcs, du fond de l'utérus sur ses bords, entre le ligament de l'ovaire et la trompe. (7. planche 1re).

(14. 14.) Division supérieure du ligament de l'ovaire, s'irradiant sur l'utérus. (16. planche 1re.)

(7.) Division inférieure de ce même ligament. (17. planche 1re.)

(12.) Fibres transversales qui descendent dans l'intervalle de ces deux divisions (15. planche 1re.)

(19). Fibres transversales couvertes par le faisceau ansiforme.

(20.) Faisceau ansiforme continuant son trajet d'arrière en avant sur le fond de l'utérus, et se recourbant pour descendre sur sa face antérieure.

Cette figure et la planche 1re montrent le passage continuel, et sous des formes variées, de fibres transversales superficielles dans le faisceau médian ou ansiforme, et de fibres latérales de celui-ci dans des couches plus élevées de fibres transversales. Les fibres qui composent ce faisceau, sur cette pièce, s'entrecroisent la plupart sur la ligne médiane. Mais ce croisement n'est point aussi constant, aussi régulier que le dit M. Deville. Sur beaucoup d'utérus, il n'y a qu'un certain nombre de fibres de ce faisceau qui s'entrecroisent sur la ligne médiane.

Le faisceau ansiforme, dans ce trajet ascendant derrière l'utérus, et courbe sur son fond, recevant des fibres de renforcement des couches transversales, et dispersant successivement des fibres dans des couches transversales plus élevées, ne conserve plus, au point où il descend sur la face antérieure de l'utérus, qu'une partie de ses fibres primitives.

La figure 1re de la 2e planche montre encore que les fibres transversales du fond de l'utérus ne se prolongent pas toutes en dehors, comme on l'a dit, sur la trompe ou dans le ligament ovarique, mais que la plupart passent entre eux, pour descendre aux bords de l'utérus.

Les fibres transversales sont, sur le fond de cet organe, beaucoup plus nombreuses que les fibres ansiformes.

Cette figure ne laisse qu'entrevoir la continuité des fibres transversales sur la ligne médiane, parce qu'elles sont couvertes en cette région par le faisceau ansiforme.

PLANCHE IIIe.

Surface antérieure de l'utérus.

Le péritoine et la membrane fibreuse ont été enlevés, comme sur la face postérieure et le fond de l'utérus, représentés dans les deux premières planches.

Sur la face antérieure du corps, la membrane fibreuse reçoit encore plus d'insertions de fibres musculaires que sur le fond et sur la face postérieure de cet organe. Aussi, lorsqu'elle a été enlevée, la surface de la couche musculaire paraît en beaucoup d'endroits rugueuse et comme déchiquetée, par suite de la section ou de la rupture de ces fibres superficielles.

T. T. Trompes.

L. R. Ligaments ronds; la lame séreuse antérieure des ligaments larges a été enlevée.

V. Vessie écartée de l'utérus et rejetée en bas.

Devant le col utérin, au-dessous de la réflexion du péritoine de l'utérus à la vessie, existait une couche de fibres musculaires disséminées, molles et lâches, généralement transversales, formant par leurs jonctions et leurs séparations alternatives une sorte de réseau à mailles larges, occupées par du tissu cellulaire lamelleux et des vaisseaux. Ces fibres, qui formaient un premier plan musculaire au col, se prolongeaient en dehors dans les ligaments larges. Elles ont été enlevées avec la lame séreuse antérieure de ces ligaments, elles étaient moins régulières et plus lâches que celles que nous avons vues sous leur lame séreuse postérieure.

(1. 1.) Faisceau ansiforme descendant sur la face antérieure de l'utérus (représenté planche 2e, fig. 1re, 20). Ce faisceau reçoit à droite quelques fibres transversales qui viennent le renforcer. Plus bas, vers le milieu de la hauteur du corps de l'utérus, il semble se diviser en trois portions; deux latérales (1'. 1'), qui se recourbent en dehors, et se continuent avec des fibres transversales et des fibres émanées des ligaments ronds; et une portion médiane qui descend jusque vers la jonction du corps et du col, et se termine de la même manière (12. 9. 9).

La branche droite du faisceau ansiforme (représentée planche 2e, fig. 1re, 2. 2. 20), descend presque seule sur la face antérieure de l'utérus. La branche gauche (planche 2e, fig. 1re, 4. 21), se détourne tout entière à gauche pour devenir transversale. Ce changement de direction, commencé sur le fond de l'utérus, s'achève (2. 5.) sur le haut de la face antérieure. Quelques fibres de la branche droite se joignent à la branche gauche près de sa terminaison.

(3.) Fibres transversales apparentes dans l'écartement des deux branches du faisceau ansiforme sous lequel elles passent.

(4.) Fibres transversales qui descendent sur les bords de l'utérus, et dont quelques-unes se continuent sur les trompes, auxquelles elles forment une gaîne musculaire. Mais la plupart de ces fibres (10.) descendent entre le ligament rond et la trompe, pour plonger dans les bords de l'utérus; quelques-unes (10'.) se prolongent dans les ligaments larges.

(6. 6.) Fibres transversales très nombreuses qui passent derrière le faisceau ansiforme.

(20. 17.) Ligaments ronds, qui se rapprochent de l'utérus, sur lequel leurs fibres vont s'étaler et se terminer. Ces cordons musculeux sont dépouillés de leur gaîne séreuse.

De ces cordons, contenus encore dans l'épaisseur des ligaments larges, se détache une lame musculaire large et mince (19. 18. 16. 15.) qui se continue avec celle du côté opposé devant la jonction du corps et du col. Cette lame, libre à son bord inférieur dans la première partie de son trajet, se confond vers la ligne médiane avec les fibres utérines; (14.) l'un de ses faisceaux coupé. De sa face profonde se détachent des lames musculaires minces qui se réunissent aux fibres supérieures du col.

(17.) Ligament rond qui remonte le long des bords de l'utérus. (11. 11.) Ses fibres, divisées en faisceaux, rayonnent sur la face antérieure de cet organe jusqu'à son fond. Elles se continuent avec les fibres divergentes du faisceau ansiforme (5.), et surtout avec des fibres transversales du corps de l'utérus. (6.)

Quelques fibres (7.), nées spécialement de la partie

postérieure du ligament rond, contournent et recouvrent son faisceau, se recourbent en bas, puis en avant, et se continuent en formant une sorte de draperie (9.), avec les fibres du faisceau ansiforme. Cette lame mince et superficielle ne manque jamais.

(8.) Quelques fibres de cette lame coupées.

La continuité des fibres principales du ligament rond avec les fibres utérines est couverte par cette lame.

(22.) Fibres du col utérin, remarquables par leur mollesse comparée à la fermeté habituelle de celles du corps. Elles sont disposées en faisceaux ou en lames que séparent des aréoles occupées par du tissu cellulaire filamenteux et des vaisseaux. Ces faisceaux plats descendent obliquement des bords du col vers la ligne médiane, où ils s'entrecroisent et se continuent avec ceux du côté opposé. La même disposition se voit dans toute la hauteur du col; en bas, les fibres sont moins entrecroisées, et se rapprochent peu à peu de la direction transversale.

Le vagin, à sa partie supérieure unie à l'utérus, présente la même texture que le col, de sorte qu'à l'extérieur il est difficile de reconnaître la ligne de leur union.

(23.) Faisceaux détachés des bords du col, le long desquels ils descendent, et se dirigeant vers la vessie. A ces faisceaux se joignent d'autres fibres (25.) qui viennent des ligaments larges. Ces faisceaux si allongés par l'abaissement de la vessie sont les ligaments utéro-vésicaux. Leurs fibres s'entrelacent en partie avec celles de la vessie, et forment (24.) une commissure derrière cet organe.

Il est aisé de voir sur cette planche (ce que montrera mieux encore la 6e planche), que les fibres verticales sont peu nombreuses sur la face antérieure de l'utérus, tandis que les fibres transversales et obliques y prédominent. Les fibres descendantes s'y terminent en se continuant presque toutes avec des fibres transversales; mais elles ne présentent point ou ne présentent que fort peu de croisement sur la ligne médiane. C'est au col seulement que ce croisement est constant, quoique peu régulier.

PLANCHE IVe.

Face postérieure de l'utérus. — Second plan de la couche externe du tissu musculaire.

O. O. Ovaire.
T. T. Trompes.
V. Vagin.
R. Rectum.

Une section verticale pratiquée sur la ligne médiane de l'utérus a divisé les fibres transversales superficielles représentées dans la planche 1re. Ces fibres (1. 1. 1.) ont été renversées en dehors. La couche superficielle du faisceau ansiforme, représentée aussi dans la planche 1re, a été divisée par une section transversale et renversée en avant sur le fond de l'utérus.

La séparation de ces couches superficielles et des couches sous-jacentes s'opère souvent ici avec autant de facilité et de régularité que la séparation des fibres superficielles ou unitives du cœur et des fibres en barillet qu'elles recouvrent. Toutefois, en séparant les couches musculaires utérines, comme en séparant celles du cœur, on est obligé de rompre des fibres musculaires qui passent de l'une à l'autre.

Le plan superficiel très mince des fibres musculaires, étant enlevé, dans toute la hauteur du corps et du col de l'utérus, le plan subjacent se présente avec des dispositions différentes.

Dans toute la hauteur du corps, on voit, au milieu, un faisceau considérable de fibres verticales (2. 2. 2.), plan profond du faisceau ansiforme, incomplètement séparé du plan superficiel du même faisceau, par des fibres transversales qui ont été enlevées pour le mettre à découvert.

Ce faisceau commence inférieurement au niveau de la jonction du corps et du col. Son origine est complexe ; quelques-unes de ses fibres se continuent (7.) avec des fibres superficielles du col, continuité conservée à droite, coupée à gauche. D'autres fibres, beaucoup plus nombreuses (6.), se continuent à droite, en se recourbant à des fibres transversales du corps (8.). Du côté gauche des fibres transversales (5.) recourbées en haut, près de la ligne médiane, passent sous le faisceau ansiforme et paraissent aussi se continuer avec ses fibres profondes.

(2'.) Portion mince du faisceau ansiforme qui se continuait avec des fibres transverses superficielles.

Toutes les fibres du faisceau ansiforme paraissent ici se continuer en bas avec des fibres transversales, comme l'affirme M. Deville.

En s'élevant sur la face postérieure de l'utérus, le faisceau ansiforme profond (2.) se disperse en gerbe ; ses fibres, se recourbant en dehors (3.), se continuent de chaque côté avec des fibres transversales. Cette dispersion et cette continuité se remarquent dans toute la hauteur du faisceau, et surtout lorsqu'il parvient sur le fond de l'utérus. Ses fibres sont ici généralement parallèles jusqu'au point de leur divergence; elles ne présentent point l'entrecroisement en X, évident pour la plupart des fibres de la couche superficielle du même faisceau (planche 1re).

(5. 5. 5.) Fibres transversales du second plan musculaire utérin, plus directement transversales que celles du plan superficiel. Les unes (8.), vers la partie inférieure du corps, concourent en se recourbant en haut à former le faisceau ansiforme. D'autres, plus haut (3. 3.), sont continues aux fibres de ce faisceau qui se dispersent en gerbe, ou, en d'autres termes, sont formées par l'épanouissement de ce faisceau. Mais la plupart des fibres transversales de cette couche

passent sous le faisceau ansiforme sans présenter de continuité avec ses fibres.

Parvenu sur le fond de l'utérus, le faisceau ansiforme, réduit à sa partie moyenne, ses fibres latérales s'étant dispersées, passe sous un plan de fibres transversales (4.), qui a été coupé, et va s'appliquer à la face profonde du faisceau ansiforme superficiel, pour descendre avec lui devant l'utérus.

Tous les faisceaux musculaires de ce second plan de la couche externe, soit verticaux, soit transverses, sont plus gros, plus fermes, plus faciles à isoler que les faisceaux superficiels représentés dans la 1re planche.

Les faisceaux du col sont aussi plus fermes que les faisceaux superficiels qui les recouvraient, mais toujours beaucoup plus mous que ceux du corps. Ces faisceaux (9. 9.), comme ceux de la couche superficielle de la face antérieure du col, sont légèrement obliques en bas et en dedans. Les uns se croisent avec d'autres faisceaux semblables vers la ligne médiane ; les autres sont courbes dans leur trajet transversal ; tous sont séparés par de larges aréoles. Ce plan correspond à la couche représentée dans la planche 3e. La couche représentée dans la planche 1re (22.) et ici divisée, appartient plutôt aux ligaments larges qu'au col lui-même.

(14.) Fibres inférieures du col, plus directement transversales que les fibres plus élevées. (9. 9.)

(10. 11.) Quelques fibres latérales qui se détachent de cette couche, et vont en descendant concourir à la formation des faisceaux vagino-rectaux, formés aussi de fibres (13. 13) appartenant au plan superficiel du col, ici divisé.

(12.) Partie postérieure du vagin, où se voient quelques fibres musculaires verticales entremêlées à des fibres transversales.

PLANCHE V^{e}. — FIGURE Ire.

Fond de l'utérus. — Second plan de la couche externe du tissu musculaire.

La division du plan musculaire superficiel, pratiquée sur la face postérieure de l'utérus, dans la préparation représentée dans la 4e planche, a été poursuivie sur le fond de l'organe.

Le plan ici représenté est subjacent aux fibres dessinées dans la figure 1re de la 2e planche. Les faisceaux étaient beaucoup plus gros, plus arrondis, plus faciles à séparer les uns des autres que ceux du plan superficiel.

(6. 6.) Lambeaux des fibres transversales superficielles divisées sur la ligne médiane et renversées en dehors.

(1. 1. 1.) Plan profond du faisceau ansiforme remontant de la face postérieure de l'utérus, s'étalant et dispersant ses fibres sur le fond de cet organe. La partie moyenne de ce faisceau contourne seule le fond de l'utérus, vient s'unir à la face profonde du plan superficiel (8.) du même faisceau, et descend avec lui devant l'utérus. La plupart des fibres du plan profond du faisceau ansiforme s'étalent latéralement (2. 2. 2.), et deviennent peu à peu transversales. Cette dispersion en gerbe est très bien représentée.

Ces fibres du faisceau ansiforme, dans leur dissémination, s'entrecroisent et se mêlent avec des fibres transversales (3. 3. 9. 9.) qui n'ont pas de continuité avec elles.

(3'. 3'.) Couche de fibres transversales subjacentes au faisceau ansiforme, en arrière du fond de l'utérus.

(3. 9. 9.) Fibres transversales très nombreuses qui couvrent le fond de l'utérus, passent sous le faisceau ansiforme (1.), et mêlées à ses radiations, descendent

vers les angles utérins. Dans un écartement de leurs faisceaux, se voit, de chaque côté, le passage de la trompe (Td. Tg.), réduite à ses deux membranes internes, et très distincte des fibres musculaires entre lesquelles elle passe. L'enveloppe musculaire de la trompe (7.) ne provient que du plan superficiel de l'utérus (6. 6.). Elle est ici fendue.

(4.) Petite portion du faisceau ansiforme coupée.

On voit sur cette planche, plus évidemment encore que sur les planches précédentes, que les fibres transversales, si nombreuses sur le fond de l'utérus, où elles prédominent beaucoup sur les fibres antéro-postérieures, descendent en dehors en se concentrant sur ses bords. Il n'y en a qu'un petit nombre qui se prolongent sur la trompe ou dans le ligament de l'ovaire. La plupart descendent dans leur intervalle ou devant la trompe.

On voit encore que dans la couche épaisse de ces fibres transversales, il en est un certain nombre qui émanent de l'épanouissement du faisceau ansiforme, mais que la plupart, étrangères à ce faisceau, lui sont subjacentes. Ces fibres se continuent d'un côté à l'autre sur la ligne médiane. Cette continuité est ici cachée par le faisceau ansiforme.

PLANCHE VIe (1).

Face antérieure de l'utérus. — Second plan de la couche externe du tissu musculaire

Le plan musculaire représenté dans cette planche est subjacent au plan superficiel représenté dans la 3e planche.

(1) La 6e et la 3e planche ayant été prises sur le même utérus, les mêmes fibres se trouvent dans les deux dessins, et ont pu être ici indiquées à la fois dans l'un et dans l'autre.

T. T. Trompes utérines.
L. R. Ligaments ronds.
V. Vessie.
U. Urétère gauche.

(1. 1. 1.) Faisceau ansiforme, coupé transversalement vers le haut de la face antérieure de l'utérus. Le lambeau supérieur est relevé, l'inférieur renversé en bas. Ce faisceau est représenté dans la 3e planche avec sa terminaison inférieure. Il est aisé de voir que le faisceau ansiforme est bien moins considérable qu'à la face postérieure de l'utérus. La plus grande partie de ses fibres, en effet, s'est détournée en dehors sur le fond de l'organe. Il n'arrive sur sa face antérieure qu'une mince portion de ce faisceau.

(5. 5.) Fibres transversales du fond de l'utérus, émanées en partie de ce faisceau (5. planche 3e).

(6. 6.) Fibres transversales subjacentes au faisceau ansiforme et en partie continues en dehors aux fibres des ligaments ronds. Ces fibres transversales se continuent sur la ligne médiane sans entrecroisement, leurs faisceaux aplatis et volumineux sont séparés par de larges aréoles.

Du côté droit, un faisceau de ces fibres (6') a été coupé au point où il se recourbait en bas, pour se rendre au ligament rond. La section de ce faisceau met à découvert des fibres transversales plus profondes. (27.)

(4. 4.) Fibres transversales superficielles du fond de l'utérus, descendant sur ses bords, et dont quelques-unes se prolongent sur la trompe dont elles forment la couche musculaire.

(11. 11.) Faisceau principal du ligament rond étalé sur l'utérus et se continuant avec des fibres transversales subjacentes au faisceau ansiforme.

(7.) Plan très mince (7. planche 3e) qui, né du ligament rond, descendait en forme de draperie, pour se continuer avec les fibres disséminées du faisceau ansiforme. Ce plan est ici coupé à gauche, et le lambeau supérieur renversé en dehors. Celui du côté droit a été enlevé; il ne reste que le lambeau inférieur (9.) renversé en dedans.

(27. 27.) Fibres transversales qui se contournent sur le bord droit de l'utérus.

(28. 28.) Mêmes fibres recourbées en bas sur le bord gauche de l'utérus.

(16.) Faisceau mince, transversal, émané du ligament rond, au point où celui-ci vient s'appliquer contre l'utérus (16. planche 3e.) Ce faisceau est continu du ligament rond du côté droit à celui du côté gauche. Il a été coupé à gauche (9'.), et renversé en dedans.

(18.) Fibres semblables, émanées un peu plus bas des ligaments ronds.

(19. 19.) Faisceau mince, transversal (19. planche 3e), continu de chaque côté en dehors au ligament rond, renfermé encore dans l'épaisseur du ligament large. Ce plan musculeux qui, dans la préparation représentée dans la planche 3e, est en partie libre au devant du col, est ici soulevé. De sa face profonde partent des fibres obliques lamelleuses (21.) qui descendent et s'entrelacent avec celles du col.

(20.) Aréoles dans lesquelles plongeaient des artères utérines.

Le plan superficiel du col, représenté dans la 3e planche, est ici divisé par une section verticale. (22'. 22'.) Ses lambeaux renversés en dehors. Ce plan se sépare aisément du plan sous-jacent; quelques faisceaux seulement passent de l'un à l'autre.

Ce second plan (26) est formé de fibres transversales dont la direction est plus régulière que celles des fibres du plan superficiel, quelques-unes cependant descendent obliquement vers la ligne médiane où elles s'entrecroisent avec celles du côté opposé. De larges aréoles séparent leurs faisceaux. La mollesse de toutes ces fibres du col utérin contraste avec la fermeté des fibres du corps.

(23. 23.) Faisceaux qui se détachent successive-

ment des côtés du col, et vont former en bas les faisceaux utéro-vésicaux. (23. planche 3e.)

(25.) Quelques-unes des fibres de ces faisceaux entrelacées avec les fibres musculaires de la vessie.

PLANCHE IIe. — FIGURE IIe.

Fond de l'utérus. — Plan superficiel. — Disposition spéciale des fibres musculaires.

O. O. Ovaires.
T. T. Trompes.
L. R. Ligaments ronds.

Les fibres longitudinales qui constituent le plan superficiel du faisceau ansiforme, présentent ici une disposition fort différente de celle qu'offrait ce faisceau sur l'utérus dessiné dans les planches précédentes.

Ces fibres (1. 1. 1.) couvrent toute l'étendue du fond de l'utérus. Elles se rendent, à peu près parallèles entre elles, de la face postérieure à la face antérieure. Dans ce trajet, elles recouvrent complètement les fibres transversales.

De chaque côté du fond de l'utérus, on voit seulement un plan de fibres transversales (2. 3.) continues aux fibres de la trompe et du ligament de l'ovaire, ou aux fibres placées dans leur intervalle, couvrir dans un court espace les fibres longitudinales qu'elles croisent, puis plonger peu à peu sous ces fibres qui les recouvrent dans la plus grande partie de la largeur du fond de l'utérus. Cette disposition est très nettement représentée sur le côté droit du fond de l'utérus. Sur le côté gauche, ce plan de fibres transversales a été coupé afin de montrer les fibres antéro-postérieures qu'il recouvrait avant de s'engager au-dessous d'elles.

Les fibres qui composent cette large couche superficielle du faisceau ansiforme sont groupées en petits faisceaux, les uns parallèles, les autres légèrement obliques aux faisceaux voisins. Leur disposition rappelle celle des fibres du deltoïde, ou celle des fibres des plans interne et moyen du ventricule gauche du cœur. Dans leur trajet sur le fond de l'utérus, ces fibres ne présentent aucune déviation en dehors, ni aucun croisement sur la ligne médiane.

L'utérus représenté dans cette planche, provenait d'une femme chez laquelle l'accouchement prématuré artificiel avait été pratiqué au terme de sept mois et demi, pour un rétrécissement du bassin. L'enfant vint mort; une métro-péritonite se développa rapidement, la femme succomba deux jours après l'accouchement.

Le corps de l'utérus était volumineux encore, mou et dilatable; il put être aisément distendu avec de l'étoupe avant l'immersion dans l'eau acidulée. Mais le col, vu l'époque peu avancée de la grossesse, n'avait que fort peu participé au développement de l'utérus; ses fibres étaient très serrées et difficiles à séparer. Leur texture musculaire n'était point aussi évidente que celle des fibres du corps de l'organe.

La membrane fibreuse subjacente au péritoine était très évidente, très résistante sur tout le corps de l'utérus; je ne l'avais pas encore vue aussi épaisse. Beaucoup de fibres de la face postérieure de l'utérus venaient s'y fixer, comme les muscles striés s'insèrent à une aponévrose.

La couche superficielle du faisceau ansiforme, suivie de haut en bas sur la face postérieure de l'utérus, se rétrécissait en descendant, et se terminait, à la jonction du corps et du col, en se recourbant en partie en dehors, de chaque côté, et se continuant avec des fibres transversales, en partie en plongeant dans des couches plus profondes, trop peu développées pour qu'il fût possible d'y rechercher leur terminaison ou leur origine.

Outre ce plan superficiel très mince de fibres ansiformes, il en existait un autre plus profond et plus étroit. Né, comme le plan superficiel, sur la face postérieure de l'utérus, à la jonction du corps et du col, en se continuant, autant qu'on pouvait le distinguer sur cette partie peu développée de l'organe, avec des fibres transversales, il remontait sous le plan superficiel dont le séparait une couche mince de fibres transverses, et se joignait plus haut à sa face profonde. Puis, parvenu sur le fond de l'utérus, il se séparait en partie du plan superficiel, pour se porter de chaque côté en dehors, vers les angles utérins. Quelques-unes de ses fibres se prolongeaient sur la trompe ou dans le ligament de l'ovaire.

Dans tout ce trajet des deux plans du faisceau ansiforme, il n'y avait aucun croisement de leurs fibres sur la ligne médiane.

Il n'a pas été possible de poursuivre le trajet du faisceau ansiforme sur la face antérieure de l'utérus. Cette partie de l'organe, imprégnée de pus, était devenue friable.

En résumé, le faisceau ansiforme, malgré la disposition spéciale de sa couche superficielle, se rattachait, dans toute la partie de son trajet qui a pu être découverte, à la description que j'en ai donnée et qui en exprime la forme la plus ordinaire.

J'ai retrouvé, une autre fois, le faisceau ansiforme étalé en une large couche qui recouvrait les deux faces et le fond de l'utérus.

Sur un autre utérus, au contraire, les fibres transversales de la face postérieure recouvraient complètement ce faisceau, et lui formaient une sorte de gaîne d'où il ne se dégageait que sur le fond de l'utérus.

PLANCHE VIIe.

Surface interne de l'utérus. — Plan superficiel de la couche interne du tissu musculaire.

L'utérus dessiné dans cette planche provenait d'une femme morte de fièvre puerpérale cinq jours après l'accouchement. Il était très volumineux et ferme dans toute son étendue, à l'exception d'une petite partie du col, qui, en arrière, à la surface interne, était un peu ramollie. Il n'y avait pas de pus dans les veines utérines, ni dans le tissu musculaire, de sorte que cet utérus était dans des conditions favorables à la dissection. Il a été soumis à une macération de deux mois dans l'eau acidulée, avant d'être disséqué.

L'utérus est divisé dans toute la hauteur de son bord droit ; la section, pratiquée entre la trompe et le ligament rond, est prolongée transversalement sur le fond de l'organe, jusqu'au voisinage de la trompe gauche. Les deux moitiés, antérieure et postérieure de l'utérus, sont écartées l'une de l'autre, de manière à laisser voir toute l'étendue de sa surface interne, savoir : sa paroi antérieure à droite, et sa paroi postérieure à gauche, se continuant au bord gauche de la cavité.

A. A. Surface de la section pratiquée sur le bord droit et sur le fond de l'utérus. On y voit les orifices de nombreuses veines divisées.

C. O. E. Orifice externe ou vaginal du col.

C. O. I. Orifice interne du col. Le col utérin n'a conservé que très peu de hauteur.

Tg. Orifice utérin de la trompe gauche.

Td. Orifice utérin de la trompe droite.

P. P. Insertion du placenta sur la paroi antérieure de la cavité utérine. Une masse vasculaire considérable, fragment du placenta, intimement adhérente au tissu musculaire utérin, recouvre encore une partie de la surface où s'insérait le placenta.

S. S. Orifices béants des sinus utérins, sur lesquels s'étendait l'insertion du placenta.

V. Vagin.

Toute la surface interne du corps de l'utérus était tapissée d'une couche mince, molle, ressemblant à une fausse-membrane, rudiment de la membrane muqueuse de nouvelle formation, qui devait remplacer la muqueuse précédente détachée par exfoliation pendant la grossesse. Cette couche recouvrait immédiatement les fibres musculaires auxquelles elle était très peu adhérente. Elle se prolongeait à peine dans le col, où l'on trouvait, au contraire, la membrane muqueuse intacte, intimement unie au tissu musculaire, telle enfin qu'elle est dans l'état de vacuité.

La surface interne du corps de l'utérus a été dépouillée de cette couche qui recouvrait les fibres musculaires. La membrane muqueuse du col a été enlevée aussi par une dissection minutieuse.

A la surface interne de l'utérus, les fibres musculaires forment des faisceaux très distincts dont la disposition varie peu sur les divers sujets. Ces faisceaux sont beaucoup plus faciles à disséquer que ceux de sa surface extérieure.

Sur la paroi postérieure, on voit en haut, vers le fond de l'utérus, un large plan de fibres verticales (1.) disposées en gros faisceaux, qui occupe toute la largeur de cette paroi. Ces fibres se recourbent sur le fond de la cavité utérine, et descendent (1'.) sur la paroi antérieure, où quelques-unes, superficielles, se continuent à gauche avec un faisceau oblique (4'.) ou descendent au-dessous de lui, et à droite semblent se terminer au pourtour de la surface d'implantation du placenta. (Cette implantation a modifié la disposition de ces fibres ; elle a interrompu leur trajet.)

Sur la paroi postérieure, les fibres verticales (1.) descendent sous un faisceau transversal (3.), avec lequel quelques-unes se continuent en se recourbant.

Le fond de la cavité utérine est donc formé par un plan de fibres arquées, dirigées d'arrière en avant, qui descend sur les deux parois antérieure et postérieure, laisse quelques fibres à des faisceaux obliques ou transverses que présente en haut chacune de ces parois, et passe sous ces faisceaux. Nous verrons sur d'autres planches le trajet ultérieur de ces fibres descendantes.

Trois faisceaux superficiels de fibres obliques se voient sur la paroi postérieure, un moyen (6.), et deux latéraux (4. et 7.) séparés du faisceau moyen par deux intervalles (15. et 17.)

(La disposition de ces fibres est ordinairement beaucoup moins compliquée ; les trois faisceaux, ici séparés, n'en forment qu'un seul, triangulaire, dont le sommet est en bas, vers l'orifice interne du col, et dont la base, transversale, s'étend d'une trompe à l'autre).

Ces trois faisceaux, suivis de haut en bas, se continuent à gauche, dans presque toute leur hauteur, et jusqu'à l'orifice interne du col (9. 10. 12. 4.), avec des fibres transversales, ou bien sont formés par ces fibres transversales qui se recourbent en haut.

Suivis dans leur marche ascendante, on voit ces faisceaux émettre, par étages, et presque toujours à droite, des fibres qui passent dans d'autres faisceaux de fibres transversales.

Les fibres du faisceau latéral droit (7.) se recourbent presque toutes en dehors pour devenir transversales. Quelques-unes seulement (8. 11. 16.) se recourbent en dedans, vont rejoindre le faisceau moyen ou passent sous lui. Ce faisceau latéral droit finit au-dessous du niveau des trompes.

Le faisceau gauche (4. 4.) plus volumineux, saillant, presque fusiforme, successivement renforcé à gauche par des fibres transversales recourbées en haut, émet de son bord droit des fibres qui se continuent avec un plan de fibres verticales (14.) qui est plus déprimé. Le faisceau (4.) réduit par cette émission de fibres, se termine par une pointe effilée (20.), qui semble se plonger en partie (13.) dans l'orifice de la trompe gauche Tg, et se continue aussi avec un faisceau analogue (19.) de la paroi antérieure au-dessus de cet orifice.

Le faisceau moyen (6.), dans sa marche ascendante, se renforce aussi par l'adjonction de fibres transversales qui se recourbent en haut. Il s'élargit en s'élevant, et se divise en deux faisceaux secondaires (3. 5.), dont l'un (3.), plus considérable, se dirige en s'étalant vers les orifices des deux trompes, et devenu tout-à-fait transversal, forme cette bande étendue d'un orifice tubaire à l'autre, sous laquelle passent les fibres qui descendent de la voûte de l'utérus. L'autre faisceau secondaire (5.) se dissémine à droite, avant d'avoir atteint le niveau de la trompe.

En examinant avec attention le trajet de ce triple faisceau ascendant (4. 7. 6. 3. 5.) qui habituellement est unique, et que je désigne sous le nom de faisceau triangulaire, on voit que la plupart de ses fibres traversent la ligne médiane de la paroi postérieure de la cavité utérine, en se portant de bas en haut et de gauche à droite. Quelques-unes seulement se terminent en haut, à gauche, dans la moitié latérale de l'utérus où on les voit commencer en bas. De sorte que l'entrecroisement en X, que M. Deville assigne aux fibres musculaires de la surface interne de l'utérus, comme à celles de la surface externe, n'existe pas dans ce faisceau superficiel. Les fibres qui croisent la ligne médiane commencent en bas, près du bord gauche de la cavité, et se rendent en haut et à droite; on n'en voit pas qui croisent la ligne médiane en sens inverse ; elles ne forment donc que l'une des branches de l'X.

Dans les intervalles des faisceaux ascendants, on aperçoit (15. 17.) des fibres transversales qui passent sous ces faisceaux ; et plus haut (14) des fibres verticales ou obliques, qui se continuent probablement sous la bande transversale (3.) avec les fibres (1) qui descendent du fond de l'utérus.

Sur la paroi antérieure de la cavité utérine, il existe également un faisceau ascendant triangulaire (25. 4'. 4.) analogue au faisceau de la paroi postérieure. Mais ce faisceau antérieur est ici masqué et déformé par l'insertion du placenta. On n'en distingue que la partie qui longe le bord gauche de la cavité utérine.

Il commence en bas comme le faisceau postérieur, au niveau de l'orifice interne du col, en se continuant avec des fibres transversales, et finit en haut au niveau des trompes. Quelques-unes de ses fibres plongent dans l'infundibulum de la trompe gauche ; d'autres se continuent avec les fibres verticales du fond de l'utérus. (1'.)

Son origine inférieure forme une pointe (25. 26.) qui se continue en se recourbant avec des fibres transversales de la moitié droite de la paroi utérine. En s'élevant, il émet de son bord gauche, seul visible ici, des fibres dans la moitié gauche de cette paroi (26. 4'.) De sorte que ses fibres croisent obliquement la ligne médiane, de bas en haut et de droite à gauche, en sens inverse du trajet des fibres du faisceau triangulaire de la paroi postérieure.

Le bord gauche de la cavité utérine est visible dans toute sa hauteur par l'écartement des deux parois antérieure et postérieure. Il ne présente que des fibres à peu près transversales (23.) disposées en cordons assez volumineux, qui se continuent d'une paroi à l'autre, tantôt parallèles, tantôt légèrement entrecroisées dans leur trajet.

En examinant ces fibres avec attention, on voit

que beaucoup d'entre elles (21. 22. 24. 27.) remontent d'une part dans le faisceau triangulaire de la paroi postérieure, et d'autre part descendent dans le faisceau triangulaire de la paroi antérieure, ou émergent de ce faisceau, de sorte qu'elles décrivent un trajet spiroïde sur le bord de la cavité utérine. Un grand nombre de fibres des bords de cette cavité passent, au contraire, sous les faisceaux triangulaires sans se continuer avec eux.

La division de l'utérus ayant été pratiquée sur toute la hauteur de son bord droit, la disposition des fibres de ce bord n'a pu être ici représentée. Cependant il est aisé de voir que les fibres (2. 2'), divisées dans cette section, étaient transversales comme sur le bord gauche.

La coupe pratiquée sur le bord droit et sur le fond de l'utérus ne permet pas de bien voir les fibres annulaires qui entourent l'infundibulum droit; et les fibres annulaires de l'infundibulum du côté gauche sont masquées par la disposition un peu anormale des faisceaux triangulaires. D'autres planches montreront ces fibres annulaires des infundibulum des trompes.

Les fibres musculaires de la surface interne du col sont très difficiles à disséquer, à cause de leur intime adhérence à la membrane muqueuse qui les recouvre. Ces fibres sont molles, réunies en minces lamelles, et non en cordons, comme la plupart de celles des parois de la cavité du corps. Sur ce sujet elles étaient ramollies en quelques points. Cependant on a pu reconnaître qu'elles forment généralement des arcs superposés, à convexité supérieure (30. 28. 29.), et qu'il y a une série d'arcs superposés sur chaque bord de l'utérus. Les arcs du côté gauche (30. 29.) sont seuls visibles; ceux du côté droit ont été divisés. Les extrémités de ces arcs s'adossent sur le milieu de chacune des parois utérines, sous la saillie appelée arbre de vie. Cette saillie est formée elle-même par des fibres musculaires superficielles.

On voit sur la paroi antérieure (30. 31.) les fibres subjacentes à l'arbre de vie se disperser en arceaux qui se portent sur les bords de la cavité.

A l'orifice interne du col (C. O. I.) les fibres sont à peu près circulaires, et forment un anneau légèrement saillant. Elles ont toujours la fermeté de celles du corps. Nous verrons la disposition annulaire des fibres de l'orifice interne du col plus marquée sur d'autres utérus.

PLANCHE VIIIe.

Surface interne de l'utérus. — Paroi antérieure. — Plan superficiel.

La paroi postérieure de l'utérus a été divisée sur la ligne médiane et les bords de la division largement écartés. La paroi antérieure de la cavité utérine se montre dans toute son étendue. Cet utérus, lorsque l'ouverture du cadavre a été faite, était déjà fortement rétracté, surtout en travers.

A. A. Surface de la section de l'utérus. Elle présente les nombreux orifices des vaisseaux veineux divisés. La couche musculaire est très épaisse, par suite de sa rétraction.
V. Vagin.
Td. Trompe droite.
Tg. Trompe gauche.

Les infundibulum des deux trompes sont beaucoup plus largement ouverts que dans l'utérus dessiné dans la planche 7e.

Les fibres musculaires du corps de l'utérus, dépouillées de la couche molle, membraneuse, qui les recouvraient, formaient des faisceaux fermes et volumineux. Leur disposition présente, sauf quelques différences secondaires, le même type général que dans l'utérus de la planche 7e.

Sur la partie la plus élevée des parois antérieure et postérieure, se voient des fibres verticales (2. 2. 2'. 2.'), qui, se recourbant en arcs antéro-postérieurs, forment la voûte de la cavité utérine. Les fibres les plus internes (1.) s'entrecroisent en descendant sur le milieu de la paroi antérieure. Les arcs les plus externes passent au-dessus des infundibulum des trompes, puis se recourbent au-dessous d'eux et les entourent d'anneaux concentriques successivement décroissants.

(5. 6. 7. 14.) Faisceau triangulaire antérieur, analogue au faisceau triangulaire de la paroi postérieure, représenté dans la planche 7e. Mais ce dernier était plus compliqué, il était subdivisé en trois faisceaux secondaires. Ce faisceau superficiel est habituellement unique et non subdivisé, sur chacune des deux parois.

Les deux parois antérieure et postérieure de la cavité utérine présentent ainsi chacune un faisceau triangulaire, qui commence inférieurement en pointe, s'élargit en s'élevant, et se termine en haut par une bande transversale dont les pointes plongent dans les infundibulum des trompes.

On voit ce faisceau commencer inférieurement au niveau de l'union du corps et du col, et descendre même (16.) jusque dans le col. On le voit se former de fibres transversales qui se recourbent en haut, puis se renforcer par l'adjonction de fibres semblables (14. 3') dans la moitié inférieure de sa hauteur, tandis que de son bord gauche se détachent (15. 12.) des fibres qui se continuent avec les fibres transversales du bord gauche de la cavité.

Le faisceau triangulaire se termine en haut par deux faisceaux obliques (6. 7.) dont chacun plonge en s'amincissant dans chaque infundibulum, jusqu'à l'orifice de la trompe, en s'attachant au côté inférieur de son pourtour. Le faisceau gauche (6.), qui est ici plus volumineux, était gonflé par du pus infiltré. Une bande transversale (5.) tendue de l'un à l'autre de ces faisceaux, forme la base du faisceau triangulaire, et couvre les fibres (2. 2'.) qui descendent du fond de l'utérus.

(8.) Croisement médian assez marqué entre les fibres du faisceau triangulaire qui vont former les faisceaux de terminaison. (6. 7.)

Un peu plus bas, quelques fibres obliques (9. 10.) du même faisceau forment une sorte de pont, sous lequel passent des fibres ascendantes (11. 12) de ce faisceau. Ces fibres obliques étaient plus nombreuses; les plus inférieures, ramollies par une infiltration purulente, n'ont pas pu être conservées.

Une vue générale de ce faisceau triangulaire permet de reconnaître qu'une grande partie de ses fibres, dans leur trajet ascendant traverse la ligne médiane. Ces fibres croisées commencent en bas et à droite, et se terminent en haut et à gauche. C'est le même trajet spiroïde que décrivaient dans la pièce dessinée dans la planche 7e les fibres du faisceau triangulaire de la paroi antérieure, au moins celles que laissait à découvert l'insertion du placenta.

Les fibres (7. 8.) qui se rendent à l'infundibulum droit sont en bien petit nombre, comparées à celles qui se dévient à gauche, dans toute la hauteur du faisceau, et deviennent transversales.

Les deux bords de la cavité utérine sont visibles par l'écartement des deux moitiés de la paroi postérieure divisée. Ces bords présentent dans toute la hauteur du corps des fibres transversales (3. 3. 3'. 3'.), dont quelques-unes (3'. 3'.), venant du bord droit de la cavité, remontent dans le bord droit du faisceau triangulaire, tandis que d'autres, appartenant au bord gauche de la cavité (3. 3.), se continuent avec les fibres émanées du bord gauche du faisceau. Ces fibres transversales forment des cordons volumineux très distincts, parallèles ou légèrement entrecroisés dans leur trajet.

Sur la partie la plus élevée de la paroi postérieure, elles sont séparées par de larges ouvertures (18. 18.) que traversaient des veines utérines. Là devait être l'implantation du placenta.

Les plus élevées de ces fibres transversales forment, à gauche, un plan très mince (3.) qui se recourbe en haut, couvrant et croisant les fibres verticales du fond de la cavité, avec lesquelles il se confondait peu à peu. A droite, le même plan (4.) a été coupé, pour laisser voir les fibres du fond de l'utérus qui se recourbent en dedans, et forment des anneaux autour de l'infundibulum.

Dans l'entonnoir de la trompe gauche, on voit plonger (17.) un reste du faisceau triangulaire de la paroi postérieure. Ce faisceau a été enlevé sur les deux segments de cette paroi, pour mettre à découvert les fibres transversales sous-jacentes. On distingue encore (12. 19.), sur la moitié gauche de cette paroi, ce faisceau naissant en bas, en se continuant avec des fibres transversales, dont on peut suivre quelques-unes (20.) jusque dans le bord gauche du faisceau triangulaire de la paroi antérieure.

Le col présente, comme dans l'utérus dessiné dans la 7e planche, ses fibres disposées en deux séries d'arcades (22. 24.) qui répondent aux bords de l'utérus, et dont les piliers s'adossent sur le milieu de chacune des deux parois.

Un peu plus haut (21.) les fibres du col tendent à devenir annulaires; mais cette disposition est masquée par la continuité de quelques fibres superficielles (16.) avec le faisceau triangulaire antérieur; aussi l'orifice interne du col est moins distinct que sur l'utérus dessiné dans la 7e planche.

PLANCHE IXe.

Surface interne de l'utérus. — Paroi postérieure. — Fibres musculaires subjacentes au plan superficiel.

L'utérus représenté dans cette planche était volumineux, encore peu rétracté. Ses parois, minces, fermes, n'offraient ni ramollissement partiel, ni infiltration purulente.

Une division verticale a été pratiquée sur le milieu de la face antérieure, les bords de la division ont été écartés; puis une bande, de la largeur d'un centimètre et demi, a été enlevée dans toute leur hauteur et au fond de l'utérus, pour mettre plus complètement à découvert les orifices des trompes et toute l'étendue de la paroi postérieure de la cavité utérine. Enfin le faisceau triangulaire de cette paroi a été disséqué et ses couches superficielles enlevées.

TD. Orifice de la trompe droite.
TG. Orifice de la trompe gauche.
P. Insertion du placenta, indiquée par les larges et nombreux orifices des sinus utérins.
O. S. Orifice supérieur du col utérin.
O. I. Orifice inférieur du col.

La dissection du faisceau triangulaire fait reconnaître qu'il est beaucoup plus épais que la légère saillie qu'il forme sur la paroi utérine.

Les pièces dessinées dans les planches 7e et 8e ont montré que ses fibres superficielles, visibles sans dissection, parcourent presque toutes obliquement la paroi utérine, et se continuent à la pointe et aux bords du faisceau, avec des fibres transversales.

Ses fibres profondes ont une disposition semblable (13. 17. 12. 10. 11.). Cette couche profonde, subjacente à la couche saillante à la surface de la paroi utérine, n'est pas toujours aussi épaisse que dans la pièce ici dessinée.

Entre les orifices des trompes, sous la base du faisceau triangulaire, ici enlevée, se voient (3. 4.) les fibres verticales qui descendent du fond de l'utérus. Cette pièce montre que le fond de la cavité utérine est entièrement formé de fibres dirigées en arcs d'avant en arrière, qui descendent sur les deux parois antérieure et postérieure.

Ces fibres sont un peu écartées et déviées par les veines utérines (1. 1. 1.), larges et béantes sur toute l'étendue de l'insertion du placenta. Les fibres descendantes latérales (3. 5.) vont former des anneaux successivement décroissants autour des entonnoirs des trompes. Ces anneaux sont entièrement visibles après l'enlèvement des faisceaux triangulaires dont les pointes venaient plonger dans ces entonnoirs.

Les fibres moyennes du fond de l'utérus descendent plus bas (4.). Elles ne présentent pas sur cette pièce d'entrecroisement d'un côté à l'autre. C'est, au reste, plus profondément et non à la superficie de la paroi utérine, que s'observe en général cet entrecroisement en X sur la ligne médiane.

Ces fibres descendantes moyennes (4.) se partagent en faisceaux (6. 8.) qui se portent de chaque côté audessous des infundibulum des trompes, concourent à former les plus grands des anneaux qui les entourent, ou se continuent plus bas avec des fibres transversales.

Toute la hauteur des bords latéraux de la cavité du corps de l'utérus, au-dessous des entonnoirs des trompes, présente uniquement des fibres transversales (15. 16.), soit parallèles dans leur trajet, soit légèrement entrecroisées.

Sur le milieu de la paroi postérieure, les fibres subjacentes au plan superficiel du faisceau triangulaire, ici enlevé, suivent le trajet spiroïde des fibres de ce faisceau représenté dans les planches 7e et 8e. On pourrait leur donner le nom de couche profonde du faisceau triangulaire. Des fibres transversales du bord gauche de l'utérus remontent en faisceaux onduleux (13. 17. 10. 9. 12.) sur la paroi postérieure, traversent obliquement la ligne médiane, et redeviennent transversales sur le côté opposé (7. 11. 15.). Les plus élevées redescendent un peu, après avoir traversé la ligne médiane, et là semblent s'entremêler avec des fibres descendantes. (6.)

Ces fibres de la couche profonde du faisceau triangulaire parcourent toutes obliquement la paroi postérieure de bas en haut et de gauche à droite. On n'en voit point se porter en sens inverse, en haut et à gauche.

Sur la planche 7e, qui représente la paroi postérieure de la cavité utérine, la couche superficielle du faisceau triangulaire nous a offert une disposition semblable, mais entrecoupée par la division de ce faisceau en trois portions.

Dans la planche 8e, qui représente la paroi antérieure, le trajet spiroïde des fibres du faisceau triangulaire de cette paroi est aussi très évident ; elles se portent obliquement de bas en haut et de droite à gauche.

Ce n'est point l'entrecroisement en X signalé par par M. Deville, comme existant sur toute la ligne médiane de l'utérus, mais seulement l'une des branches de cet X.

Dans les deux planches 7e et 8e, on ne voit qu'un très petit nombre de fibres des faisceaux triangulaires suivre une direction inverse, remonter à droite dans le faisceau antérieur, à gauche dans le faisceau postérieur ; et ces fibres qui suivent un trajet différent du trajet général des fibres du faisceau, ne traversent point la ligne médiane.

La disposition en arcades des fibres du col (14.) est ici peu marquée, mais cependant facile à reconnaître.

Quelques fibres du col, comme dans la planche 7e, remontent à droite, pour se continuer avec des fibres transversales du corps. Leur trajet oblique masque les anneaux transverses de l'orifice interne du col.

PLANCHE X[e].

Surface interne de l'utérus. — Paroi postérieure. — Plan profond de la couche musculaire interne.

L'utérus représenté dans cette planche était très ferme, sans nulle trace de suppuration interstitielle, ni de ramollissement. Il a été divisé sur la ligne médiane antérieure et à son fond, de manière à découvrir la paroi postérieure, les orifices des trompes, les bords latéraux de la cavité.

Le faisceau triangulaire postérieur a été entièrement enlevé, ainsi que les deux moitiés du faisceau antérieur, divisé dans la section de l'utérus. Le plan superficiel de toute la surface interne de l'utérus (3 à 4 millimètres d'épaisseur) a été enlevé. Il faut noter que le tissu musculaire de cet utérus avait une épaisseur considérable.

Cette première couche, là surtout où les fibres sont transversales, s'enlève facilement en lamelles ou en fascicules superposés. Cependant on reconnaît qu'il n'y a pas seulement superposition de lamelles, mais que des fibres ou de minces lamelles passent continuellement de la couche superficielle aux couches sous-jacentes.

Autour des orifices des trompes TD. TG., se continue, de plus en plus prononcée, dans la couche subjacente au plan superficiel, la disposition des fibres en anneaux concentriques décroissants (6. 6. 2. 2.) Dans les planches 8e et 9e est représentée la série des fibres annulaires du plan superficiel.

Les fibres verticales (1.) qui descendent de la voûte, se partagent, au niveau des trompes, en deux faisceaux qui, se recourbant à droite et à gauche, vont former les anneaux les plus internes des infundibulum. Quelques-unes de ces fibres, les plus voisines de la ligne médiane, s'entrecroisent avec celles du côté opposé. Plus haut, sur la surface de la section de la paroi utérine, on voit (13.) les fibres du même groupe, qui forment le fond de la cavité utérine, s'entrecroiser en grand nombre ou passer d'un côté à l'autre de la ligne médiane.

Dans toute la hauteur des bords latéraux de la cavité utérine, au-dessous des trompes, les fibres subjacentes au plan superficiel sont, comme celles de ce plan, tout à fait transversales, tout en s'enchevêtrant un peu les unes avec les autres.

Suivies sur le milieu de la paroi postérieure, sous le faisceau triangulaire, ici entièrement enlevé, elles s'infléchissent généralement un peu en haut (7. 5. 4. 3.), et d'autant plus qu'on les examine sur un point plus élevé de l'utérus, puis elles redescendent du côté opposé pour reprendre leur niveau primitif. Il y a là une sorte de transition entre les fibres supérieures, courbées en anneaux autour des orifices des trompes, et les fibres inférieures tout-à-fait transversales (2.) Sur le milieu de la paroi postérieure, se trouvent de larges écartements entre les faisceaux dus à la présence de nombreuses veines utérines. C'était le lieu de l'implantation du placenta.

On saisit très facilement en cet endroit, sur la ligne médiane (3. 4. 5.) un entrecroisement entre les fibres transversales des deux côtés; il résulte de ce que des fibres passent d'un plan à un plan plus profond. Mais cet entrecroisement est partiel; beaucoup de fibres y échappent et se continuent d'un côté à l'autre en restant dans le même plan.

A l'orifice interne du col (O. I.) et un peu au-dessus (8.), les fibres utérines sont exactement transversales et parcourent sans interruption tout le pourtour de la cavité. Sur l'utérus ici dessiné elles étaient très fermes.

A la partie supérieure du col (12.) les fibres sont

encore transversales, mais moins serrées. Plus bas (10.), se voient, comme dans le plan superficiel dessiné dans les planches 7e et 8e, deux arcades répondant aux bords de l'utérus, et dont les piliers, subjacents aux deux saillies désignées sous le nom d'arbres de vie, se trouvent sur le milieu des parois antérieure et postérieure.

Ainsi, la disposition des fibres du col, dans la couche ici représentée, est la même que dans la couche superficielle; les fibres sont toujours peu serrées et séparées par des aréoles vasculaires.

La couche des fibres utérines que représente cette planche s'applique extérieurement sur celle où sont contenus les grands sinus veineux (11. 11.). Elle constitue le plan profond de la couche interne du tissu musculaire utérin. Les sinus veineux sont contenus dans la couche moyenne de ce tissu.

PLANCHE Ve. — FIGURE IIe.

Couche moyenne du tissu musculaire de l'utérus

Cette planche représente le fond de l'utérus. Le tissu musculaire était mince, mais assez ferme et sans altération.

(1.) Face antérieure de l'utérus.
(2.) Face postérieure.
TD. Trompe droite.
TG. Trompe gauche.

(3. 3.) Couche externe du tissu musculaire, divisée, entièrement séparée de la couche moyenne, et rejetée de tous les côtés, de manière à laisser à découvert cette couche moyenne. Pour présenter la surface de celle-ci plus nette, avec ses caractères spéciaux, on a enlevé les restes des faisceaux qui l'unissaient à la couche externe.

Cette couche moyenne, très mince sur ce sujet,

amincie encore par la dissection, laisse voir, en certains endroits, dans l'écartement de ses faisceaux, les fibres de la couche interne.

(10. 11. 19. 21. 22. 16. 17. etc.) Faisceaux composant la couche moyenne, faisceaux en apparence irréguliers et sans ordre dans leur trajet, les uns transverses, les autres obliques ou antéro-postérieurs, séparés par des intervalles où passent des veines ou sinus, et se recourbant en anses ou en anneaux autour de ces vaisseaux.

Le grand nombre, l'agglomération et le volume de ces veines indiquent qu'à cette région devait correspondre dans la cavité utérine l'implantation du placenta.

(22.) Faisceau disposé en anse autour d'une grosse veine, et croisant ses extrémités de manière à former un anneau complet autour de cette veine. Dans cet anneau sont des cercles successifs formés par d'autres fibres, d'où résulte un canal musculaire dans lequel est contenu le vaisseau.

(11. 12.) Deux faisceaux entrecroisant leurs fibres (14.), et formant un large anneau autour de deux veines, dont chacune est entourée de fibres circulaires.

(13.) Disposition toute semblable de deux faisceaux autour d'un sinus, entouré plus profondément de fibres annulaires.

(15. 20.) Sinus entourés de fibres annulaires.

Les mêmes dispositions se reproduisent en d'autres points qui n'ont pas été indiqués par des chiffres, afin de ne pas surcharger la planche.

(7. 10.) Faisceau considérable formant une anse très étendue, sous laquelle s'engage un faisceau (8.), qui devient plus profond, et complète avec le premier un anneau dans lequel s'engage une grosse veine (9.)

Ainsi, les faisceaux de cette couche moyenne, tour à tour écartés pour laisser passer les veines qui circulent dans cette couche, tour à tour infléchis en anses autour de ces veines, forment en se croisant avec d'autres faisceaux, des anneaux arrondis ou elliptiques qui renferment ces veines ; et la succession de ces anneaux constitue de véritables canaux musculaires à chaque veine.

(5. 5.) Large faisceau antéro-postérieur appartenant évidemment à la couche musculaire interne, vu dans les écartements des faisceaux de la couche moyenne. Cette couche moyenne était très mince sur ce sujet comme toute la paroi utérine.

(6. 6.) Anneaux circulaires autour des orifices des trompes. Ces anneaux appartiennent à la couche musculaire interne. Latéralement, en dehors de l'insertion du placenta, la couche moyenne était très mince, ses veines moins développées, ses faisceaux ont été tous enlevés pour y mettre à découvert la couche interne. La trompe (TD. TG.) traverse les couches musculaires dont elle est très distincte, réduite à ses deux membranes internes, la muqueuse et la membrane propre. Sa membrane musculaire est restée dans la couche musculaire externe, dont elle est une émanation. La fig. 1re de la planche 5e représente également le passage de la trompe à travers les couches musculaires.

Cette planche suffit pour donner une idée de la couche musculaire moyenne. Il n'y a point dans cette couche de faisceaux constants à direction bien déterminée, dont on puisse représenter et décrire le trajet. On ne peut que représenter l'aspect général de ses fibres qui, au milieu d'une irrégularité apparente, suivent une loi constante en s'enroulant en anneaux autour des veines et des artères utérines.

TABLE.

Nantes, imp. ve Mellinet, place du Pilori, 5.

www.ingramcontent.com/pod-product-compliance
Lightning Source LLC
LaVergne TN
LVHW020030170826
845678LV00001B/201

* 9 7 8 2 3 2 9 7 3 6 1 4 3 *